患者の叫び

むずむず脚症候群
（レストレスレッグス症候群）

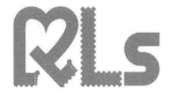

良永信男

患者の叫び（むずむず脚症候群）

1 章 : は じ め に

　筆者は 1996 年 8 月（58 歳）に定年退職、1 年後に睡眠障害のひとつである「むずむず脚症候群」（正式名：レストレスレスレッグス症候群、英語名：Restless Legs Syndrome、略式名：ＲＬＳ）に罹患し、すでに 24 年が経ちました。この病気は今日でも認知度の低い病気ですが、当時は名前も治療法もほとんど世間に知られていない病気でした。

　このＲＬＳの有病率は人口の 2〜5 ％と言われていますが、数年前に開発された薬（ドーパミン作動薬：ＤＡ）のお陰で症状を抑制することが可能になりました。しかし、残念ながら患者全員に効果があるという訳ではなく、なかでも重症患者は今でも苦しみを味わっています。

　さらに問題なのは高い治療効果のあるＤＡ薬に副作用（オーグメンテーション）が発生しやすいというデータが出てきたことです。ＤＡ薬として代表的な薬ビ・シフロールは 0.750 ㎎/日までは処方可能になっていますが、一部の著名な医師が「初期治療として処方する場合には 0.25 ㎎/日以下で継続するべきであろう」と医学雑誌「睡眠医療」に発表されました（*1）。既に一部医師がこの説を信用し、0.375 ㎎/日以上を処方することを拒否されています。

　現実には 0.25 ㎎超/日のビ・シフロールを服用している患者は国内では約 44 ％（2018 年のデータ）、アメリカでは約 80%（2012 年のデータ）になります。この副作用が発生したときの対処方法は、残念ながらまだ確立されていません。

　筆者自身もこのオーグメンテーション（薬を増量すればするほど症状が悪化する副作用の一つ）を体験しました。

その対策として、同じＤＡ薬であるレキップに変更する方法と、新たに入手した欧米の情報をもとに、今までほとんど処方されていなかったオピオイド薬（トラマール）を服用する方法を試してみました。期待していたとおり二つの対策ともに大成功。

　現在、筆者はトラマール（1錠25 mg/日）とビ・シフロール（3錠、0.375 mg/日）を服用して既に4年を経過していますが、異常はなくオーグメンテーション対策は一応確立したと思っています。また、レキップによる対策も2度にわたる実験でいずれもオーグメンテーションを克服しました。しかし、ＲＬＳの症状は複雑ですので、一概には完全解決したとは言えません。慎重に今後の状況を見守っていく必要があります。

　さらに重要な事実が明らかになりました。色々と調査しているなかで、新たに最大許容値を0.25 mg/日以下にする根拠のデータにミスと思われる事実があることが判明したのです。この情報を睡眠学会として早急に精査して頂き、元の最大許容値0.75 mg/日にして頂くよう、お願いする次第です。これにより多くの患者が救われることになります。

　この情報を広く患者や医師に知らせるために、この本を出版することを決意し筆を執りました。ぜひとも睡眠学会および製薬会社として、ここに書いている情報の正否を確認し、対処して頂きたく、お願いする次第です。

2章：筆者の体験

（1997年6月〜2021年2月）

　オーグメンテーションのことを書く前に筆者が歩いてきた闘病記について書いていきたいと思います。

2-1：診断前の症状

　1997年(59歳)に、むずむず脚症候群（Restless Legs Syndrome）の頭文字をとって「ＲＬＳ」）を発症してから正式に診断されるまでに、四つの病院（神経内科、整形外科、内科および整形外科）を渡り歩きました。この間非常に大きな苦しみを味わってきました。そのときの苦しみは、今思い出しても涙が出るほど辛い夜でした。

2-2：睡眠薬投与

　病院に行ってまず訴えたことは眠れなくて困っているということ。「眠れない」と訴えますので、すべての病院で睡眠薬が処方されました。睡眠薬を服用すると眠気は確実に出てきますが、寝るまでにはいかず、むしろ眠たくて、眠たくて、眠たくて堪らないが、それでも眠ることは出来ず、むずむずの症状、じっとしておれない状態など、最悪の症状が発生しました。

　2～4番目の病院では「睡眠薬は効果がない」と訴えても、睡眠薬には色々な種類があるといって、睡眠薬を処方されました。苦しみは増すばかりです。じっとしておれないために、真夜中にベッドの周囲をグルグル廻り、奇声を発し、妻を怯えさせ、あるいは壁に頭を打ち付ける。電車に乗れば、停車する度に車両を変えざるを得ない。本当に気が変になる直前までいってしまいました。この苦痛は味わったことのない人にはとても理解できないだろうと思います。

2-3：ＭＲＩでの検査

　4番目の整形外科ではＭＲＩによる検査がされました。その結果腰痛が原因で寝られないのだと診断され、腰痛が治れば必ず寝ることができると明確に告げられました。初めてしっかり診断して頂い

たと喜びました。しかし、腰痛の治療は薬で実施し、完治するまでには、かなりの期間がかかるといわれました。

2-4：当時の筆者の生活状況（QOL）の 悪化

1996年8月に定年退職した後の1997年10月に、再就職を始めた直後の発症で、会社を休むわけにはいかず、バス、電車、バスの通勤をしていました。しかし、電車およびバスからの乗り過ごしもあって、遅刻を頻発、自動車通勤に変えました。ところが渋滞中に睡眠不足のため眠ってしまい、追突事故を起こす始末。なんとしても早くこの病気から抜け出す必要がありました。

2-5：腰痛のレーザー手術

そこで薬での腰痛治療ではなく手術での治療をするところを探し、レーザー手術をすることにしました。手術後2〜3日はぐっすり寝ましたが、その後はRLSの症状が発生し、レーザー手術も効果なしでした。手術代41万円が無駄になりました。

2-6：睡眠専門医師を発見　診断

気を取り直して、図書館で睡眠の本を読みあさっていたところ偶然にも睡眠障害専門医師 黒田健治先生(＊) が筆者と同じ住所、高槻市内におられることを知り、早速診察を受けましたところ、先生がおっしゃいました。「あなたの病気はむずむず脚症候群」です。

（＊当時：大阪医科大学精神神経科。現在：阪南病院院長）

病名を聴いて驚くとともに大変心配になり、病院からの帰途本屋で調べました。大きな本にはたしかに病名がありました。「むずむず脚症候群」やっと安心しました。

2-7：抗てんかん用薬「リボトリール」の服用　効果抜群

　診断後精密検査（PSG、p31 参照）で脳波などを調査した結果、間違いなくＲＬＳと診断され、リボトリールが処方されました。驚きました。一夜にしてむずむず感がなくなり、睡眠が摂れたのです。感激です。黒田先生に感謝です。この数か月間悩み、あれほど苦しんできた症状が完全に消えたのです。思い出しますと今でも涙が出てきます。

　その後毎日薬を服用すること約３か月間、ＲＬＳ症状は完全に消えて、毎日ぐっすり眠ることが出来ました。睡眠の有り難さをしみじみと実感しました。黒田健治先生に感謝・感謝。

　注意：リボトリールはランドセンとまったく同じ薬です。

　　　（製造元が異なるだけで内容は完全に同じ）

2-8：リボトリールの服用ストップ・・再発症

　薬服用後３か月間まったく問題なかったので、黒田先生に無断で薬の服用をストップしたところ、３か月後に再びＲＬＳ症状が再発。慌ててリボトリールを服用するも症状は消えず、睡眠を摂ることは出来なくなってしまいました。黒田先生に相談して、カバサールを試したが失敗。

2-9：ドミンの服用・・効果抜群

　黒田先生の指示のもと、ドーパミンアゴニスト（ドミン）を服用すると、効果抜群。再度睡眠を取ることが出来ました。以降2010年１月までドミンを飲み続けました。

　副作用は時々幻覚・金縛りが発生していましたが、それほど大きな問題ではなかったので、そのまま飲み続けました。

2－10：ドミンの最適用量の追究

　筆者は 1998 年 6 月からドミン（0.4 mg/日）のお陰で、非常に安定した睡眠を取ってきました。

　薬は症状に合わせて必要最小限の用量を服用することが重要です。なぜなら日常生活で何らかの異常が発生した時、治療薬に何らかの対策をする必要がある場合があります。余剰の薬を服用していたら、日常生活の異常を把握することが出来なくなる恐れがあります。そこで筆者が服用しているドミンの必要最小限の用量を知るために実験を計画し、実行してきました。

　実験：0.4 mg/日のドミンを 0.1 mg 単位で減量して睡眠の状態を
　　　　調査する。（ドミン 4 段階）
　　　　2002 年 10 月　実験開始
　結果：第 1 表に示すごとく、当時の用量(0.4 mg/日、1 錠/日)が
　　　　筆者にとっての最適用量であることが判明しました。
　結論：引き続き 1 錠（0.4 mg）/日を服用することに決定しました。

第 1 表：ドミンの最適用量の追究実験

ドミン	結　　果	備　　考
0 mg	睡眠：30 分間のみ	まったくダメ。金縛り発生
0.2 mg	睡眠：90 分間のみ	金縛り発生、痛み発生
0.3 mg	午前 5〜6 時ころまで睡眠 トイレに行く（複数回）	トイレ後すぐに睡眠
0.4 mg	午前 7 時まで熟睡	問題なし

2-11：ビ・シフロールの追加および完全移行

　2006年9月ごろからドミンの治療効果が徐々に薄れてきたので、ビ・シフロールを追加して服用を始めた。最初は0.125 mg/日、その後、さらに0.125 mg/日を追加服用した結果、順調に推移しました。

2-12：ビ・シフロールへ完全移行

　2010年2月にはドミンの供給が完全にストップするとの話が出て来たので、ドミンをストップして完全にビ・シフロールに変更するべく取り組みました。ビ・シフロール0.5 mg/日に変更し、完全な移行に成功しました。（いずれも漸減、漸増にて変更）

2-13：ビ・シフロールからレキップへの変更実験

　2012年10月、今後ビ・シフロールに何かの異常が発生した時の準備として、薬の選択肢を広げるためにレキップへの変更取組を開始しました。あくまでも徐々に変更することにして、ビ・シフロールを0.125 mg/日（1錠/日）減量し、レキップを0.5 mg/日（2錠）増量、次にビ・シフロールを2錠減量、レキップを4錠増量、以降同じように徐々に減量、増量をしながら取り組んだ結果、完全に成功。その後約1か月間レキップのみを服用していった結果何等の異常もなく変更に成功しました。

　その後ビ・シフロールに戻していき、完全にレキップの変更実験に成功しました。薬の選択肢ができて一安心である。

　注意：最初に変更に取り組んだとき、いきなりビ・シフロールを全量追加したときには、逆に目が冴えて、冴えて完全に失敗しました。変更するときには徐々に進めることが重要であることを体験しました。

以降現在(2021年2月)まで筆者はビ・シフロールを重要な薬のひとつとして服用しています。

　現在の筆者が服用している薬は後述しますが、オーグメンテーション対策として下記のようになっています。

　　現在（2021年2月）の薬：
　　　ビ・シフロール：3錠/日（0.375 mg/日）
　　　トラマール：1錠/日（25 mg/日）

3章：友の会創立から解散まで

3-1：インターネット

　1998年6月にドミンを服用開始してから、やっと落ち着いた体調になり、毎夜良い睡眠を維持し続けてきました。その間にインターネットに興味をもち、遊びながらインターネットの凄さに驚き、興味を見つけ、色々な話題を検索し視ていました。

　まず、筆者の名前「良永信男」を検索したところ、数件のデータが見つかり驚愕したことを記憶しています。誰が筆者の名前を許可もなしに登録したのか？　本当に驚きでした。

　次に「良永」で検索したところ多くの「良永」性の人がみつかり、筆者の先祖を探したりしていました。その内「むずむず脚症候群」についても検索し、若干の情報が得られましたが、その内容は患者として決して参考になる情報ではありませんでした。ところが「ＲＬＳ」で検索したところＲＬＳＦ（RLS Foundation：ＲＬＳ財団：患者団体）からの情報が数多く得られました。勿論英語ですので、詳しくは分かりませんが、その情報の多さにはまったく驚きました。

そのなかでも特に興味を感じたのは「医師と患者との交流」です。約 3,000 名の患者からの質問にすべて、医師が回答していること。その内容を誰でも、何時でも、どこでも見られたことです。これには本当に感動しました。また、治療薬についても数多く掲載されていました。さらに、ＲＬＳに悪影響のある飲み物、食べ物なども書かれていました。

今現在ではＲＬＳＦに入会しないとＲＬＳの情報を視ることは出来なくなっているようで残念です。しかし、この感動が筆者のＲＬＳに関する活動の原点になったと言っても過言ではありません。ＲＬＳＦは現在も、将来に向けた、新薬の開発も含めた活動をしています。我が友の会では残念ながらここまでの活動は出来ませんでした。友の会の代表として申し訳なく思っています。

3-2：筆者ホームページの作成・公表 （2002 年 3 月公開）

先に申し上げましたように、ＲＬＳＦの情報に刺激されて、筆者もホームページ（ＨＰ）を開設しようと取り組みをはじめました。最初はヤフーのＨＰの記号をとり、ＩＢＭのホームページビルダーを参考に簡単なページを作成し、2002 年 3 月に公開しました。最初は何回も失敗しましたが、やっと公開できたときはうれしいものでした。内容はＲＬＳＦ（ＲＬＳ財団）のＨＰを財団の許可を得て翻訳し、それを筆者作成のＨＰに書きこみました。

その際、当時ＲＬＳＦで活躍されていたＴ先生（現在関西電力病院勤務）を知りました。先生はＲＬＳＦのお仕事をしておられましたので、ご指導を受けながらＲＬＳに関するデータを取り込みました。

財団のＨＰには薬についても記載されていましたが、日本名を教えていただき、それを筆者のＨＰに入力しました。それらの薬は現

在では余り使用されていない薬が多いので、ここでは省略いたします。T先生は筆者みたいな素人に対して大変協力的で本当に力強く感じました。

しかし、なんといってもRLSの情報をアップロードしたときは嬉しいものでした。多くの人からの検索を得られるようにしていきました。少しずつ筆者のHPを閲覧する人数も増え、RLSに関する質問メールも入ってきました。

日本で最初のRLSに関する具体的な情報源になったと思っています。その後もいつもお世話になっています多くの先生に質問して、情報を入手しながら、HPの内容を充実させていきました。

現在はすでにこのHPは削除しましたので、詳しく書くことは出きませんが、色々な方から良い反響が得られました。当初筆者のHPに記載した内容は次のような項目でした。薬の情報、薬以外の治療法、PSG検査を受けたときの話、副作用（金縛り、幻覚、吐き気など）の話、周期性四肢運動障害、RLSの症状の表現方法など。

3-3 : 「医療ルネサンス」（ 医師の無知に苦しむ ）

読売新聞の「医療ルネサンス」には医療関係のレポートが多数掲載されています。

そのなかに「睡眠」の記事がありましたので、筆者はRLSのことを読売新聞に投稿しました。すぐに連絡があり、取材を申し込まれました。その取材された内容が「医療ルネサンス」に「むずむず脚症候群」（医師の無知に苦しむ）」というタイトルで 2002 年8 月に記事が発表されました。凄いことになりました。インターネットにはメールが多数入ってきました。

写真1：医療ルネサンス（2002 年 8 月）
（読売新聞の記事）

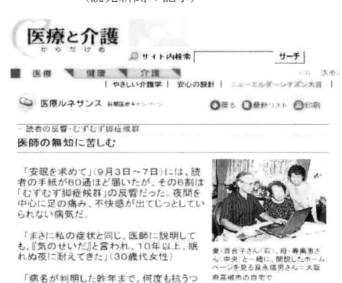

3-4：反響

　筆者のＨＰを 2000 年 8 月に公表してから 2008 年 12 月までの
アクセス数は下記のようになりました。

　　　アクセス数　　2005 年 11 月　　57,000 件、
　　　　　　　　　　2006 年 10 月　100,000 件、
　　　　　　　　　　2008 年 12 月　183,000 件

　期待以上のアクセス数を達成したと思いました。筆者のＨＰには
ＲＬＳの治療を積極的にされている病院を紹介していましたので、
そのなかに入れてくれとの睡眠専門医師からの要望もありました。
たしかに多くの方が見られているのだなあと、改めてインターネッ
トの凄さに感心しました。

3-5：友の会創立の要望

そうしたとき 2007 年 6 月に、ある製薬企業（B 社）から友の会を創立したらとの提案がありました。医師をはじめとして色々な方に相談しました。B 社の宣伝に利用されるのではではないかとの心配もありましたが、より以上に患者の助けになるのではないかとの思いがありました。

また、メールで連絡を取り合っていた患者からの賛同も得ましたので「むずむず脚症候群友の会」を創立することを決断しました。資金としては友の会に入会する患者から頂きますが、まったく少ないので、B 社を含む製薬会社 3 社から寄附して頂くことになりました。

友の会の代表者としては、各種の情報を発信している筆者が就任し、役員にはそれまでにメールして頂いた方の中から前向きの方になっていただきました。友の会の事務所は筆者の住所がある大阪府の高槻市内に置くことにしました。

友の会に入会するには会費を頂くことにして、できるだけ安くし、多くの患者が入りやすいように決定しました。

患者：入会金＝1,000 円、年会費＝3,000 円、
医師：入会金＝5,000 円、年会費＝5,000 円/口　以上
　注：2016 年には、入会金なし、年会費（患者）=2,000 円に変更
　　　しています。
理　事：大垣、板津、隠岐、柴崎、工藤、磯崎、松本、小菅
理事長：良永

3-6：友の会創立の目的

　　友の会の役員になって頂いた方（東京、名古屋、埼玉、大阪出身）合計9人と相談のうえ、下記の目的を掲げ、全国的な組織で活動することにしました。

友の会の目的

　　①：患者からの電話相談を受付、病院の紹介、治療薬の紹介などを行う

　　②：友の会のHPを開設し、RLSの情報を伝えることにより、患者のQOLの向上を図る

　　③：医師のRLSに対する認知度を高め、効率的な治療ができるように図る

　　④：RLSの認知度向上を図り、患者の救済を目指す

　　⑤：会員を全国から集めて、全国的な組織で活動する

3-7：記者会見（2008年5月26日）

　　多くの患者に伝えるにはメディアの協力を得る必要があります。B社のノウハウを取り入れて、まず記者会見を開催し、友の会のことを世間に知って頂くことが絶対必要条件であります。また、睡眠専門医師（黒田健治先生）を顧問として迎えました。さらにできるだけ多くの記者に来て頂けるよう、東京の経団連会館を会議場にして、記者会見を実施することにしました（写真2）。

　　案内状はB社の協力を得て、多くの記者に配布しました。その結果約30名の記者が集まりました。医療関係の記者たちに感銘を与えたのか、大きな反響があり、大手の各地の新聞社でRLSが取り上げられました。さらにテレビでも放映され、RLSの認識度は格段に上昇しました。その結果患者からの電話相談は大幅に増加しま

した。第2図（p21参照）の電話相談者数とメディアの関係を示す
グラフを参照してください。

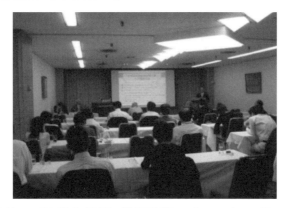

写真2：記者会見場（経団連）（2008年5月26日）

3-8：友の会の活動内容および結果

　　下記の活動内容を理事会にて決定し、活動をはじめました。

①：電話相談受付

　　患者と思われる方からの相談を受け付け、場合によっては病院
　　の案内、薬の紹介および特徴などRLSに関するあらゆる項目
　　の相談を受け付ける。

　　ホットラインも2回設置し、電話相談を受け付けた。

　　　（2008年11月および2009年7月）　　写真3：参照

　　電話相談者数は、メディアの協力もあって、友の会創立から
　　閉会まで累計5,300名になりました。第1図（p20参照）に
　　電話相談者の年齢と会員の年齢を示します。

②：会員数

　　現在までに入会された患者会員は延745名、医師など賛助会
　　員は39名で、合計784名になりました。会員に対しては機関

誌「さざなみ」を送付し、講演会・患者懇談会などの会合への参加を無料にて受け付けてきました。

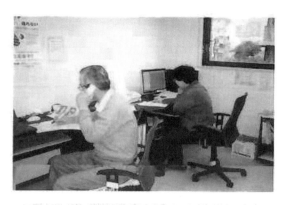

自身もむずむず脚症候群である友の会会員 6 名が
交代でご相談にお答えしました

写真３：ホットライン相談会を開設したときの様子

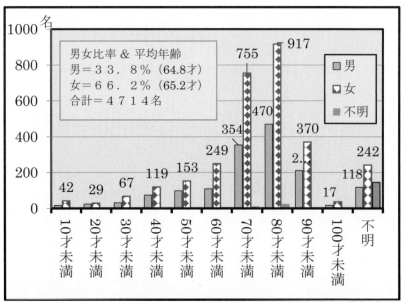

第１図：電話相談者の年齢分布（2015 年 2 月まで）

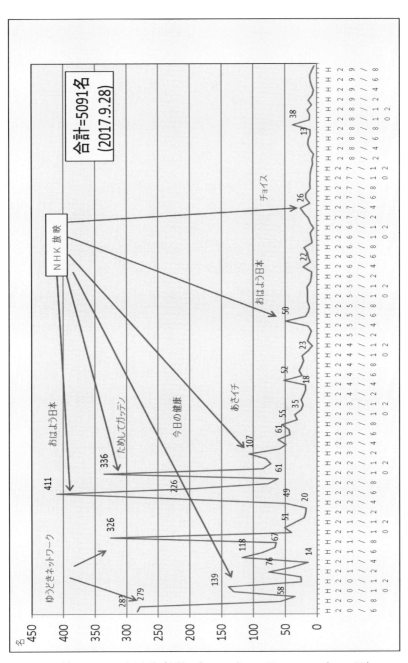

第 2 図：電話談者数（2008 年 6 月〜2017 年 6 月）

③：講演会開催（合計 18 回開催）

ＲＬＳに詳しい専門医師を招聘し、ＲＬＳに関する講演会を開催する。

講演会招聘医師名（敬称略、アイウエオ順）

渥美正彦、井上雄一、江村成就、遠藤達郎、大川匡子、
黒田健治、小池茂文、香坂雅子、中村真樹、林田健一、
平田幸一

合計 11 人の先生からＲＬＳに関する講演会を開催しました。

④：患者懇親会の開催（合計 40 回開催）

講演会と同時に患者との懇談会も開催するとともに、その他全国各地で患者懇談会を開催

患者さん同士の懇談で色々な情報を交換することが大変有意義だった、と参加者の感想も頂きました。

⑤：会報「さざなみ」の発行（ 合計 26 冊発行 ）

講演会にて各先生方から得られた情報を聞き取り、文字化し、各種データを友の会の機関誌「さざなみ」に掲載し、会員に伝えました。

⑥：講演会開催時に得られた情報などをまとめ、機関誌（さざなみ）にて全会員に知らせる。

⑦：友の会のホームページを作成し、情報をＲＬＳに係るすべての患者に情報を提供する。

⑧：会員に対するアンケート調査を実施し、その結果をまとめ、機関誌「さざなみ」を通して会員に報告する（3 回実施）。

⑨：睡眠学会研究会に参加・講演・・6 地方、延 10 回参加。

睡眠学会が開催する睡眠研究会にオブザーバーとして参加し、友の会で得られた情報を発表する。

開催地：札幌、広島、東京、名古屋、京都、大阪など

⑩：市民公開講座に参加・講演(5回)

　　睡眠学会主催の市民公開講座にオブザーバーとして参加し、患
　者としての情報を伝えました。

　　　開催地：札幌、東京、名古屋、大阪、広島

　　友の会開設直後は第 2 図（p 21 参照）に示すごとくメディアの
協力もあって、相談者数は非常に多く、対応も大変でした。

　　テレビ放送はＮＨＫを含めて 13 局 延 25 回の放送があり、その
都度患者からの問い合わせ、相談の電話が入りました。メディアの
力は凄いものだなあと改めて認識した次第です。

　　日本でＲＬＳ友の会を創立し、ホームページを作成し、睡眠専門
医師からの情報(治療方法など)を機関誌「さざなみ」に掲載し、患
者のＲＬＳに関する認知度を向上させ、ひいては医師の知識をも向
上させることによって、不十分ながら、患者のＱＯＬを飛躍的に向
上させることが達成できたと思っています。

3-9 ：友の会の解散

　　ＲＬＳの認知度の向上とインターネットの普及もあって、患者会
の役割も減少しました。さらに責任者（筆者）の高齢化もあって、
友の会は 2020 年 3 月 24 日に解散致しました。

　　筆者はその後も電話での相談には対応しています。体が続く限り
相談には応じる積りです。

4章：むずむず脚症候群とは？

4-1：病名について

　ここまでは、ＲＬＳについて友の会役員とともに筆者が取組んできたことを書きましたが、これからはＲＬＳについて記載します。

　英語の「Restless Legs Syndrome」の頭文字を取って「ＲＬＳ」と称し、日本では「レストレスレッグス症候群」（休息の無い脚症候群）という。

　「症候群」とは、幾つかの症状が同時にみられる状態のことです。原因となる病気は様々でも、発現する症状が同じであれば、「○○症候群」と言います。たとえば、咳、鼻水、発熱があれば「感冒症候群」であり、原因となる病気には、気管支炎や鼻炎、扁桃炎などがあります。ですから「レストレスレッグス症候群」の原因となる病気も様々ですし、薬剤性の場合などもあります。

　名前に「脚」が付いているので症状は脚だけに発症すると思われがちですが、実際には脚以外（腕や背中）にも発症する患者がいます。したがって、2011年に病名はＲＬＳを発見した二人の医師の名前を取って「Willis Ekbom Disease」（ＷＥＤ）と変更することになりました。しかし、長い間親しまれてきたＲＬＳを捨て去ることは出来ないのか、いまだにＲＬＳが多く使用されています。

　さらに一般では「むずむず脚症候群」が普遍的に使用されています。いずれにしても脚だけに症状が出る病気と誤解され、腕、手、胸などにむずむずの症状が出てもＲＬＳと診断せずに放置されるなど、色々と誤解を生む原因となっています。病名から推察して本来の病気と思われずに、製薬会社が作った商売用の病気と思われがちなのは、患者として残念であります。

夜が近づくにつれて脚に異常な感覚、何とも言えない感覚が発生します。第3図（下図参照）に代表的な症状を示しました。欧米では100種類以上の症状が掲げられています。これらの症状は複数ある場合が多く、症状が重い患者では日中でも発症する場合があります。

　通常は脳から分泌される神経性伝達物質（ドーパミン）が日内変動に応じて、夕方から翌日の朝までに適正な量が分泌されますが、ＲＬＳ患者には分泌が少なくなり、夜に異常が発生します。

　したがって、ドーパミンを増やすこと、および異常な感覚を麻痺させることがこの病気の治療方法になります。

4-2：ＲＬＳの症状

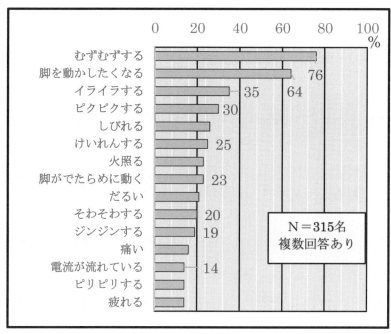

第3図：患者が訴えるＲＬＳの症状

第3図(p25)に示すように症状としては、「むずむずする」、「脚を動かしたくなる」、「イライラする」が多いようですが、これらの症状が真夜中に毎日でることを想像してください。

4-3：精神的な負担

第4図(下図参照)に精神的な苦痛を感じるときの例を示しましたが、物事に熱中しているときには症状が出ないことが多いです。症状が出ているときに何かに熱中しはじめても症状は消えるのでしょうか？非常に不思議な病気です。第4図に示すように精神的にも参ってしまいますので、特にうつ病と誤診される患者が多いのです。うつの薬を服用すると、ますます症状が重くなる場合が多いので、注意が必要です。

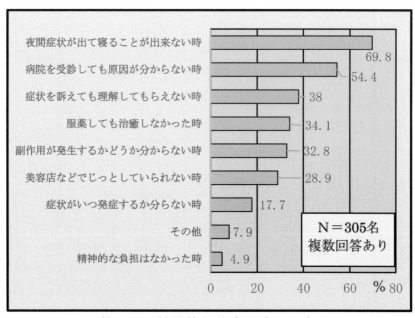

第4図：精神的な苦痛を感じた時

4-4：ＲＬＳの発症部位と発症時刻

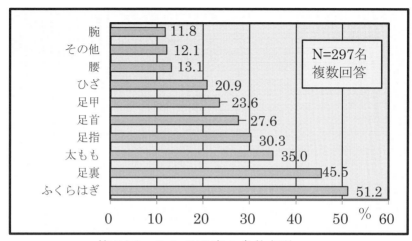

第5図：ＲＬＳ発症の身体部位

　第 5 図（上図）は症状が発症する身体部位に関するアンケート調査結果（友の会 2013 年 3 月実施）を示しています。やはり脚に関する部位が多く、なかでもふくらはぎ、足裏が多いようです。

　発症時刻は夕方から夜 4 時ごろまでですが、重症者の場合は日中にも出る場合があります。特に睡眠が取れなかった日は日中にも発症することが多いようです。この場合、筆者の経験では夜の睡眠を十分取るように薬を増量すれば、日中には発症しないようです。多くの医師が昼間に薬を処方されていますが、夜の薬を増量すれば、昼の症状は無くなるようです。ご確認ください。

4-5：患者の有病率、年齢、男女比

　ＲＬＳの有病率については色々なところからデータが示されていますが、日本では人口の 2〜5 ％と言われています。しかし、友の会に入ってくるデータおよび実際の治療を受けている患者数か

27

ら推定しますと、治療を受ける必要のある患者は1〜2%、その内重症患者は 0.5% 程度だと思われます。年齢、男女比は第1図（p 20 参照）に示しています。男女比は男：1、女：2 の比率です。平均年齢は男女とも 65 歳、日本、欧米とも 60〜80 歳代が多いようです。年齢、男女比ともに国際的にほぼ同じデータが出ています。

　ただし、二次性の患者の有病率は第2表に示すように高い率を示すと同時に比較的重症者が多いようです。なかでもパーキンソン病の患者および透析患者の治療には非常に困難を伴うようです(詳しくは闘病記を視てください)。闘病記（12-1、12-3 を参照）

第2表：2次性ＲＬＳの有病率（*3）

病　名	有病率（%）	病　名	有病率（%）
腎不全	14〜23	糖尿病	17〜27
妊　婦	19〜26	パーキンソン病	1〜21.9

注意：妊婦の場合は出産と同時に RLS 症状は消滅する場合が多い。

4-6：ＲＬＳの五つの診断基準、四つの特徴および判別

　ＲＬＳの診断には特異的な検査方法はなく、患者の臨床像や、問診で得られた情報を診断基準に照らして判断します。

　ＲＬＳの診断には下記に示す五つの基準（A〜E）があります。この五つの基準すべてに当てはまるとＲＬＳ患者と診断されます。

①：五つのＲＬＳの診断基準

Ａ：脚を動かしたくてたまらない衝動があり、通常は脚の不快な感じ、気持ちの悪い感じを伴っているか、あるいはこの感覚のために脚を動かしたくてたまらなくなる衝動がある。

B：脚を動かしたくてたまらなくなる衝動や脚の不快感は休んだり、じっとしているとき、つまり横になったり、座ったりしているときに出現するかあるいは悪化する。

　　C：脚を動かしたくてたまらなくなる衝動や脚の不快感は、歩行、足の屈伸といった脚の運動により、少なくとも動かしている間は不快感が部分的におさまるか、まったく消失してしまう。

　　D：脚を動かしたくてたまらなくなる衝動や脚の不快感は、夕方や夜に悪化する。

　　E：これらの特徴をもつ症状が、ほかの疾患・習慣的行動では説明できない(この基準は2014年に追加)。

②：四つの特徴

　1：家族歴がある。

　2：ドーパミン作動性の薬剤に対する反応がある。

　3：周期性四肢運動障害(ＰＬＭＤ)が認められる。

　　　ＰＬＭＤの判定基準

　　　　軽症：5〜24回/H、中症：25〜49回/H、重症：50/回以上/H

　4：日中の強い眠気がない（この特徴は2014年に追加）。

　　上記五つの診断基準をもとに、上記四つの特徴を参考にして診断する。

　　　さらにこれらの症状に非常に酷似した症状をもつ病気があるので、これらの病気との判別も行う必要があります。

③：判別

　　症状が酷似している下記の障害との鑑別も必要である。

　　　　感情障害　　　アカシジア　　　不眠症　　　頭痛　　　ＡＤＨＤ

　　　　多発性神経障害　　　ミオクローヌス　　　パーキンソン病

　　　　夜間下肢痙攣　　　血管疾患　　　痛む足と動く足症候群

　　　　日中の疲労および機能の低下

4-7 : 診断基準への疑問

　この診断基準を確認するため、友の会の会員全員に、項目ごとに基準に当てはまるかどうか調査しました。結果は完全に否定されました（第6図、7図とも2103年3月のアンケート調査結果）。

　この調査は友の会に入っている患者に対し実施しています。したがって、ＲＬＳ患者であるかぎり全項目に該当するはずです。

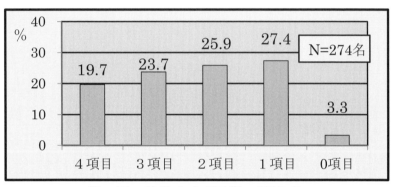

第6図：該当する項目数の該当率

　ところが第6図（上図参照）に示すように、すべての項目に該当している患者はわずか19.7 ％でした。さらに第7図（p31参照）での項目Ｄの「夕方や夜に悪化する」といった項目は45 ％の患者しか該当していません。とても信じられない結果です。ただ単に質問書を送り回答してもらうアンケートの方法に問題があるのでしょうか？それにしても全体的に該当する患者が少ないのは、ただ単に質問形式が不適当であったからだけとは思えません。質問方法に問題があったのかどうか？

　質問する者が患者に直接あって、調査すべき問題なのかもしれません？大いに疑問を感じます。

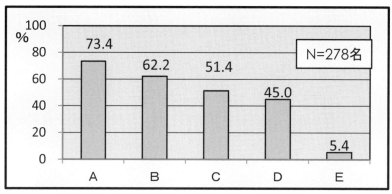

第7図：診断基準の項目ごとの該当率

4-8：PSG検査　(polysommography ：PSG)

　RLSを診断するためには問診が絶対必要ですが、いずれにして
も現在（2021年)は一応診断基準として五つの項目が制定され、そ
の上に四つの特徴が制定されています。確実にRLSを診断する方
法はないのが実情であります。比較的高い確率で診断できる方法が
PSG検査です。ただし、このPSG検査で確認できたからと言っ
て、RLSと判断されることはありません。あくまでも参考検査と
なっています。

　したがって、絶対的な診断基準は存在しません。このPSG検査
は本来RLSを検査するものではなく、RLS患者は周期性四肢運
動障害（Periodic Limb Movements Disorder：PLMD)を併発す
る可能性が高い(約85%)ので、PLMDを併発しているかを検査
するものであります。PLMが発生しているからといって、必ずし
もRLS患者とはいえません。最終的には薬の効果があるかどうか
を診て、効果があればRLSであると診断されます。RLSの症状
は主に夜発生し、多くの患者には脚が無意識のうちにピクピクと動

きます。重症患者では日中でもピクピクします。なおPSG検査では下記の項目などが測定されています。

　　　PSG検査内容（　時間：午後9時〜午前6時　）

　　　　脳波、筋電図、眼電図、心電図、呼吸センサー、

　　　　鼻、胸、腹酸素分圧センサー、体位、PLM など

　　筆者の場合は一晩で約 400 回のピクツキがあったと聞いていますが、本人はまったく気が付いていませんでした。また、夜目覚めの回数は1時間あたり 25 回あったことが判明しました。第8図、第9図（p32, 33 参照）に筆者の 1997 年および2年4か月後のPLMのデータを示しています。この2回目の検査はRLSの治療薬であるドミンを服用しながらの検査であり、明らかにPLMの回数が減っていることが分かります。

　　また、PLMがないからといってRLSではないとはいえませんので複雑です。すなわち約 15 ％のRLS患者はPLMが存在しないからです。したがって、血液検査データ（血清フェリチン値など）を診て診断されます。

筆者のPSG検査結果（一回目）

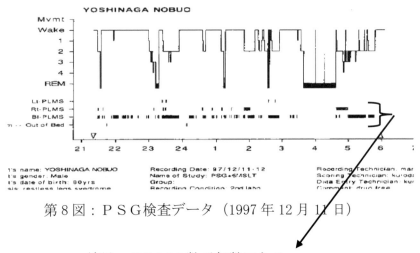

第8図：PSG検査データ（1997 年 12 月 11 日）

　　　　結果：PLMの数が無数にある。

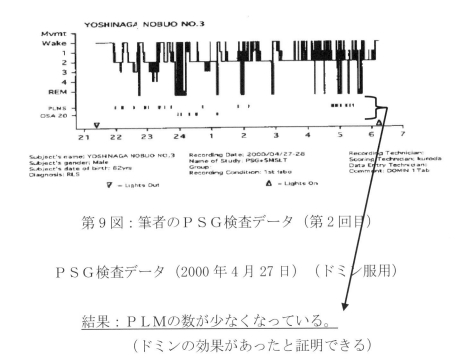

第9図：筆者のPSG検査データ（第2回目）

PSG検査データ（2000年4月27日）（ドミン服用）

結果：PLMの数が少なくなっている。
（ドミンの効果があったと証明できる）

　第1回目のPSG検査結果と第2回目のPSG検査結果を見ますとPLMの発生数が格段に良化していることが分かります。第2回目ではRLS用の薬（ドミン）を服用後に実施しているので、その効果が明確に出てきたものです。

4-9：血清フェリチン値について

　血液検査は患者の身体状況を知るうえで、非常に重要であり、まず検査することを忘れることはないでしょうが、RLS患者の場合は、必ずフェリチン値を検査することが必要です。特に子供、妊婦、透析患者、女性については必ず検査することを忘れてはいけません。

　フェリチン値が 50 ng/ml 以下であればRLSの原因とも考えられるし、鉄剤またはおよび葉酸を服用することでフェリチン値を高

くすれば、ＲＬＳを根本的に治癒できる可能性があるからです。

　特に子供の場合はフェリチン値が低い患者が多いので、鉄剤またはおよび葉酸を服用することでフェリチン値を高くすれば 80％以上の患者はＲＬＳ症状から逃れる場合があるからです。それにも関わらず、この事実を知らない医師が多くて残念です。医師の教育の問題であります。因みに筆者のフェリチン値は 180ng/ml でありました。

　これら五つの基準、四つの特徴、フェリチン値、最後にほかの病気との鑑別を実施して、総合的にＲＬＳを診断します。最終的にはドーパミン作動薬に効果があるかどうかで決定されるでしょう。

4-１０：子供のＲＬＳ治療

　数年前まではお子さまのＲＬＳを治療される医師は非常に少ない状態でした。理由はお子さまの治療についてはまだ確立された治療法がなかったからでしょう（大人でも確立された治療法があるとは言えないかもしれませんが・・）。最近は薬の安全性も経験上向上したのかもしれません。特にこれといった情報を筆者は知りませんが・・。

　そのなかで子供の患者は比較的フェリチン値が低いためにＲＬＳ症状が発生しているとの情報がありました。

　神奈川県のある医師が子供 20 数名に鉄剤を服用しただけで、高い確率で治癒できたとの朗報がありました（睡眠学会の研究会にて発表されたデータ：発表者のお名前は本人との連絡が取れないため削除しました）。

　また、お子さんの場合は自然と治癒する場合もあるようです。現在の大人の患者に伺いますと、意外にも「子供のときにＲＬＳ

症状が出ていたが、いつの間にかなくなっていた」と言われる患者が多くおられます。だからといって治療もしないでほっておくということではありません。

　子供の場合は学校で授業中に発症する場合が多いようです。椅子から離れて歩き回る子供が多いのです。ぜひ担任の先生にＲＬＳ患者であること伝えてください。落ち着きのない子供だと思われないためにも、必ず担任の先生に伝えてください。

４-１１：血清フェリチン値への疑問

　あらゆる病気に血液検査は無視できない状態になってきました。ほとんどの病気の診断は血液検査から始まるといっても過言ではありません。いわんやＲＬＳにおいてをやです。ところがＲＬＳ患者に血液検査を実施し、フェリチン値を測定しているかどうかを調査したところ、第 10 図（下図参照）に示すごとく、血液検査を明らかに実施していますが、肝心のフェリチン値を測定している患者はわずかの 33 ％でした。

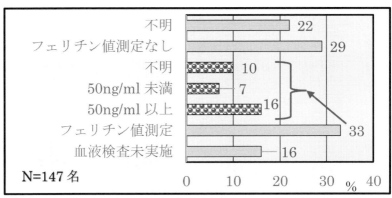

第 10 図：血液検査とフェリチン値の関係

(2016 年 8 月実施のアンケート調査結果)

上記の医師によれば、子供のRLS患者にフェリチン値を確認の上、鉄剤を服用させたところ、かなり高い確率で症状の改善がみられたと言われています。実際に「フェリチン値が低いためにRLSを罹患している患者が、鉄剤を服用した結果、フェリチン値が上昇し、RLSが完全に消失した患者がいる」ことを知らない医師がいることが問題であります。

　さらにRLS患者の限界値として 50 ng/ml が下限となっていますが、この値にも疑問があります。患者によって異なるとは思いますが、下限の値も年齢に応じて正確に決めるべきであります。

　特に子供の場合はフェリチン値が低いためにRLSを罹患している子供が多いので、必ず検査するよう医師の教育が必要であります。一生薬を飲み続けるかどうかの瀬戸際なのです。

　RLSの原因はドーパミンの欠乏あるいはドーパミンの活動が少ないために発症しているといわれています。すなわちドーパミンの分泌にきわめて影響のあるフェリチンが重要な役割を果たしていることが分っていて、50 ng/ml 以上が必要と言われています。血液検査でフェリチン値が 50 ng/ml 未満と測定された場合は、鉄剤を服用することによって、フェリチン値を上げることが必要になります。患者によって差はあるようですが約3か月間服用する必要があるそうです。その結果フェリチン値が 50 ng/ml 以上になった場合RLS症状が消失する、または軽くなる可能性があります。

　したがって、ぜひとも血液検査でフェリチン値を測定することが必要なのです。ただし、フェリチン値が高い場合でもRLS症状が発生することは非常に多いので、安心はできません。

　実際はRLSについて詳細な知識を得ている医師は極めて少ないので、多くの患者がドクターショッピングをしているのが実態です。RLSは睡眠障害の病気であるので、睡眠障害認定医院（睡眠

科)で受診するのが最適ですが、現実に睡眠障害専門医師の絶対数が少ない（p88参照）のが現状です。かかりつけ医師に相談し、専門医師を紹介して頂くことが最適です。

　フェリチンの参考基準値は通常、男性：20〜250 ng/ml、女性：5〜157 ng/ml（文献によって異なる）となっています。ところがRLS患者では男女とも 50 ng/ml 以上が必要と言われています。したがって、女性患者がフェリチン値を測定した結果、20 ng/ml あれば睡眠障害専門以外の医師は正常範囲として扱ってしまいます。RLSでは 50 ng/ml 以下の場合鉄剤を処方することによって 50 ng/ml 以上になれば、RLSは消えてなくなる「完治の可能性」があるのに見過ごされてしまうことがあります。ただし、50 ng/ml 以上であればRLSにならないという保証はありませんが、医師によっては 100 ng/ml 以上が望ましいと言っている医師もいます。大いに疑問があります。「この基準値は見直すべき」と思います。恐らく年齢によって変えるべきではないでしょうか？

4-12：遺伝について

　RLSの原因としておよそ 20%に遺伝性があると言われています。アンケート調査結果では第 11 図に示すごとく 21.8%でした。

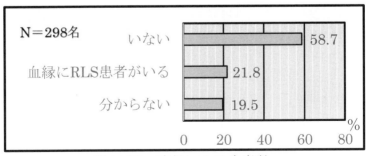

第 11 図：遺伝による患者数

（2013 年 2 月のアンケート調査結果）

実際には分からない患者（19.5%）の内、何%かが遺伝性をもっていると思いますので約25%が遺伝性のある患者と思われます。

５章：ＲＬＳの治療方法

　ＲＬＳの薬物治療を行う前に、あなたの症状がＲＬＳであるかどうかを明確にしなければなりません。ただ単なる不眠症かもしれないので、まずは不眠症の対処を行うべきでしょう。不眠症の疑いがあれば、厚生労働省が発行している下記の不眠症対策指針がありますので、それに沿って対処するべきでしょう。

５−１：不眠症対策−１２の指針

不眠症対策　（睡眠障害対処の１２の指針）

①：睡眠時間は人それぞれ
- 日中の眠気で困らなければ十分

　睡眠の長い人、短い人、季節でも変化

　８時間にこだわらない
- 歳をとると必要な睡眠時間は短くなる

②：刺激物を避け、眠る前には自分なりのリラックス法を！
- 就床前４時間のカフェイン摂取、就床前１時間の喫煙は避ける
- 軽い読書、音楽、ぬるめの入浴、香り、筋弛緩トレーニングなどをする

③：眠たくなってから床に就く、時刻にこだわりすぎない
- 眠ろうとする意気込みが頭をさえさせ寝つきを悪くする

④：同じ時刻に毎日起床

　●早寝早起きでなく、早起きが早寝に通じる

　●日曜に遅くまで床で過ごすと月曜の朝が辛くなる

⑤：光の利用で良い睡眠

　●目が覚めたら日光を取り入れ体内時計をスイッチオン

　●夜は明るすぎない照明を！

⑥：規則正しい３度の食事、規則的な運動習慣

　●朝食は心と体の目覚めに重要、夜食はごく軽く

　●運動習慣は熟睡を促進

⑦：昼寝をするなら、15 時前の 20〜30 分

　●長い昼寝はかえってぼんやりのもと

　●夕方以降の昼寝は夜の睡眠に悪影響

⑧：眠りが浅いときは、むしろ積極的に遅寝、早起きに！

　●寝床で長くすごし過ぎると熟睡時間が減る

⑨：睡眠中の激しいイビキ、呼吸停止や脚のピクツキ・むずむず感
　　は要注意

　●背景に睡眠の病気、専門治療が必要

⑩：十分眠っても日中の眠気が強いときは専門医に

　●長時間眠っても日中の眠気で仕事・学業に支障がある場合は
　　専門医に相談

　●車の運転に注意

⑪：睡眠薬代わりの寝酒は、不眠のもと

　●睡眠薬代りの寝酒は、深い睡眠を減らし、夜中に目覚める原
　　因となる

⑫：睡眠薬は医師の指示で正しく使えば安全

　●一定時刻に服用し就床を！

　●アルコールとの併用はしない

5-2：RLSの非薬物療法について

　　RLSは初期段階では比較的軽い症状で、なんとなく寝られない時期があります。そのときはすぐに薬に頼ることはせずに、非薬物療法で対応するべきです。残念ながら現在の医術では根本的に治癒することは出来ません。薬を飲みはじめたら、ほぼ永久的に薬を飲み続けなければならない。したがって、できるだけ薬に頼らず、下記に示す非薬物療法で何とか生活をすることが必要です。週2日ほど眠れない状態が続くようであれば、医師に相談して、薬に頼らざるを得ないでしょう。

①：足裏マッサージ（朝および寝る前）・・特に足裏の親指の腹および土踏まずの部分、最低10分間（脚全体で）
　　（親指への刺激は脳を刺激するので、神経伝達物質（ドーパミン）を分泌する可能性がある）

②：就寝前の足湯　温度：42〜43℃、時間：10〜20分間

③：寝る前に（夕方）軽い運動をする（ストレッチ、ウォーキング、マッサージなど）

④：強い運動は避ける（疲労感が出る運動は禁物）

⑤：ぬるま湯につかって温まる（最低10分間以上）
　　　夏38〜39℃、冬39〜40℃　寝る30分前に入る

⑥：ヨーガ、太極拳

⑦：コーヒー、カフェイン類の飲用は止める（特に夕食後）

⑧：禁酒・禁煙

⑨：睡眠日記をつける（長期間つける）

⑩：症状が出たときには寝ようとしないこと。気を紛らす、ＴＶを視る、趣味をするなどをして、時間を過ごす

⑪：症状が出たときなどは保冷剤などで冷やす（腰などが影響している場合は効果あり）。逆に温める場合もある

⑫：サロンパス、トクホンなどを貼る（サランラップでも効果が
　　ある可能性もある）。特に足裏

⑬：ロキソプロフェン Na テープ、パンテリンなどを貼る（筋肉痛
　　用貼り薬など）

⑭：鉄分の多い食物を食べる（貧血の方などには効果あり）。特に
　　妊娠女性（多く取り過ぎるのは要注意）に効果あり。

⑮：葉酸などを含んだサプリメントは鉄分不足の人には効果があ
　　ると思われる（多く取り過ぎるのは要注意）

⑯：足首のツボ（解谿：カイケイ）にピップエレキバンの貼り付け

⑰：足先の冷え：足枕、三本指サポーターを 3 か月、確かな効果が
　　あった(患者より報告)

⑱：自律神経調節法（丹田たたき、腹式呼吸、間脳たたき、百会マ
　　ッサージ）

⑲：鍼灸は子供に効果あり。5 歳、6 歳の子供に効果が出ている。ただ
　　し、鍼灸師の選択が必要

⑳：漢方薬：ツムラ 108 人参養栄湯：異常知覚自体に効果あり

㉑：漢方薬：ツムラ 54　抑肝散：異常知覚によるイライラなどの
　　精神不安定に効果あり

㉒：睡眠薬を服用している場合は、薬の効果時間帯を理解して服用
　　すること（超短時間型、短時間型、中間型、長時間型）

㉓：昼間にＲＬＳ症状が出る場合は、夜間の睡眠が十分でないことが多い。
　　確認のため夜のＲＬＳ用薬の錠数を若干増量して、夜および昼の眠
　　気の状態を診ること。および疼痛治療薬であるロキソニンテープな
　　どを腰部分に貼って診ること。1時間ほどでＲＬＳ症状が消えるこ
　　とがある

注意：上記の非薬物療法は、必ず効果があるとは限りませんので、
　　　ご了承ください。

5-3：ＲＬＳ患者の受診（初診）前の心構え

　　非薬物療法を実施したのち、止むを得ず薬に頼ることになったら、医師に診てもらうことになりますが、まだ十分にこの病気を理解していない医師が多い。したがって、以下の注意事項を守って医師と向かい合うべきです。

　　ＲＬＳの患者だけでなく、診察を受ける際の患者の心情は不安で一杯です。その不安の状態で先生に次々に質問されますと、その対応で一杯になり、お伝えしたかったことを、ついつい忘れがちであり、後になって後悔することが多いものです。

　　対策として、下記の事項を書きとめたメモを準備し、診察を受けることを提案します。

受診（初診）前の心構え

①：非薬物療法を実施しても、なお日常生活に支障が出る場合に診察を受けることが大切です。

　　理由：ＲＬＳは慢性病であり、治療薬も根本的なものではありません。したがって、現時点の医療技術では半永久的に薬を服用せざるを得ません。非薬物療法で症状が緩和される方もおられます。できるだけ薬に頼らず、仮に薬の治療を受けた場合でも、非薬物療法は続けることが重要です。ただし、下記No. ②に示すような、ほかの病気がある場合は、早く診察を受けたほうが良いでしょう。

②：現在および過去に病気があるかどうかを主治医に伝える。

　　　ＲＬＳを併発しやすい病気例：

　　　　貧血（鉄分不足）、腎臓関係、肝臓関係、精神病（特に、うつ病）、昼間の眠気、妊娠の有無など

③：症状を書き止めておき、診察時に主治医に見せる。

　　　発症した時期、症状が出る時間、症状の表現方法など

症状例：むずむず、ピクピク、ほてり、痒み、痛み、コム
　　　　ラ返りなど（第3図、p25参照）

④：現在服用中の薬の名前と量、服用開始時期、服用時刻を主治医
　　に伝える。特にうつ病関係の薬について。

⑤：血縁関係の家族に同じ症状をもった方がいるかどうか事前に調
　　べておき、結果を伝える。

⑥：睡眠日記をつけて、体調との関係を調べ（特に就寝前後の状態
　　が重要）主治医に見せる。

　理由：その日の体調によって、ＲＬＳの症状は変動するもので
　　　　す。何が原因で睡眠に影響を与えているか、長期的な観点で、
　　　　調べていくことが肝要です。受診後も日記をつける癖をつけ
　　　　ましょう。

⑦：薬の副作用が出たときの対応を主治医にお伺いする。

　理由：副作用が出る場合があります。薬の量が長期間処方の場合
　　　　や、次の診察までの期間が長い場合には、その間の対処方法
　　　　を事前にお伺いしておくことが大切です。
　　　　たとえば、薬の減量（たとえば半分）または中断してもよい
　　　　か？先生に直接相談の電話をしてもよいか？　など。

⑧：次の診察をできるだけ1週間後にして頂くようにお願いする
　　（初診時のみ）。

　理由：ＲＬＳは慢性病であり、かつ、加齢とともに進行する場合
　　　　があります。したがって、医師は薬の量をできるだけ少量か
　　　　ら処方される場合が多いので、当初から効果が少ないあるい
　　　　はない場合があります。また、少量でも副作用が出る場合を
　　　　考慮すると、1週間後に再診を受けるのが妥当と思われます。

注意1：異常な状態が発生した場合すぐにでも先生に連絡する。
注意2：病院の事情により2週間後になることはやむを得ない。

注意３：友の会の調査では、ほかに病気がない場合、1〜3日以内に薬の効果がある場合が多い。

⑨：入院検査（一泊）を受けた場合は検査データを正確に知る。

理由：ＲＬＳ患者は約85％の患者が周期性四肢運動（ＰＬＭ）の症状があります。入院検査はこのＰＬＭの発生回数を確認することが主目的です。したがって、その運動の回数が何回あったかを知ることが、総合的に病気の重症度を知るうえで大切です。

⑩：血液検査は必ず受けましょう。

理由：ＲＬＳの原因のひとつに鉄分不足・葉酸不足があります。その場合治療方法が異なることもありますし、対応によれば比較的軽くすむ場合もあります。腎臓や肝臓が悪い場合は、ＲＬＳの薬が悪い場合があります。

・ビ・シフロール、ドミン：腎排泄性のため腎不全患者（透析患者）への処方には要注意
・レキップ：肝排泄性のため肝臓の悪い患者への処方には要注意
・フェリチン値は必ず測定

最近の血液検査のデータがあれば持参して主治医に見せれば、検査を省略することもあるでしょう。

５－４：ＲＬＳ患者を診断する医師の準備

（医師がＲＬＳ患者に最初にしてほしいこと）

患者が医師の診察を受ける前の心構えを述べましたが、医師の側でも患者に対して問診すべき項目があります。その項目について敢えて述べてみます。

診察前の医師の心構え

　下記の事項を知ったうえで患者の診察にあたる。

① : 発症の時期と時刻

② : 現在治療している病名、薬品名、用量、期間、効果の程度
　　（RLSだけでなくほかの病気に対する薬も含む）

③ : アカシジアの可能性を検討するための調査

④ : 過去服用していたが、効果が無かった薬品名と用量

⑤ : 過去服用していて効果があったが、現在効果がなくなった、
　　または、効果が少なくなった薬品名と用量

⑥ : 薬を服用したが、副作用のためにストップした薬品名と用量

⑦ : 服用した薬のなかで副作用があった薬品名と副作用の種類

⑧ : フェリチン値

⑨ : 現在の健康問題など

⑩ : 同じ症状をもった家族の存在は？

⑪ : 腎臓および肝臓の状態は大丈夫か？
　　場合によっては薬を選択する必要がある

⑫ : 転院してこられた患者で今まで服用している薬を、何らかの理
　　由でストップする場合は、薬の種類によりますが、必ず徐々に
　　減量することが重要です。決して急激な減量をしないこと。
　　副作用が発生したり、ほかの薬の効果が減ぜられる場合があり
　　ます。

⑬ : 昼間にRLS症状が出る場合は、まず鎮痛剤（ロキソニンテー
　　プなど）を腰に貼ってみること。1時間ほどでRLS症状がな
　　くなる場合がある。次に夜の症状を抑制するために処方してい
　　る薬を若干増量してみる。夜の熟睡度が高くなれば、昼間の症
　　状はなくなる場合が多い。

5-5：治療法（薬物療法）

　ＲＬＳ用の薬は筆者が発症したときと比較して種類が増えてきました。大きく分けて４種類あります。

　①：ドーパミン受容体作動薬（パーキンソン病患者の薬）

　②：抗てんかん薬

　③：オピオイド（疼痛薬）

　④：鉄材

　これらの薬の特徴（効果・副作用など）、ＲＬＳ症状の軽重、薬の効果および副作用などを勘案して、薬を選ぶことが重要です。

　本来薬の選択は医師がすることですが、患者から勇気をだして希望を述べることがあっても良いのではないでしょうか？最終的には医師の意見に従うべきですが・・・

　この病気の不思議なことは同系の薬に効果がなくても、別の同じ系統の薬に効果がある場合があるので、諦めずに各種の薬を試してみることが必要です。たとえばビ・シフロールに効果がなくても、レキップやドミンに効果がある場合があります。

5-6：ＲＬＳの代表的治療薬の特徴

　薬には半減期および Tmax. があります。これらのデータを見て服用時刻を決めることが重要です。ただし、患者によって条件は違います。個人個人で、また、その時の体調で変化することもありますので、毎日日記をつけて最高の条件を見つける努力が必要です。

　薬の効果については第３表（次ページ）にアンケートの結果を出していますので、参考にしてください。

第3表：ＲＬＳの代表的治療薬の特徴

種類	品　名	用量 mg	Tmax. H　①	半減期 H　②	最大 mg	効果 %　③
非麦角系ドーパミン作動薬	ビ・シフロール	0.125	1.5	6〜7	0.75	≒75
		0.5				
	プラミペキソール	0.125	1.5	6〜7	0.75	≒75
		0.5				
	ミラペックス	0.375	4〜6	10〜12	4.5	?
	レキップ	0.25	1.6	5	4	≒75
		1				
		2				
	レキップ CR	2	4〜6	10〜12	16	?
		8				
	ドミン	0.4	1〜2	5	1.2	≒75
	ニュープロパッチ	2.25	16	剥す	6.75	?
		4.5	16	5.3		
てんかん薬	レグナイト	300	4〜6	4〜6	600	≒50
	リボトリール	0.5/1.0	2	27	1	≒60
	ランドセン	同　上（製造元が異なるだけ）				
	ガバペン	200/300	3	6〜7	2400	≦40
疼痛用	トラマール OD	25	2	6.5		?
	トラムセット	37.5				?
	リリカ	25/75/150				?
鉄剤	フェロミア、クエン酸第一鉄 Na、フェロ・グラデュメット（子供への投薬が多い）					
漢方薬	抑肝散、酸棗仁湯、人参栄養湯など					

＊：プラミペキソールはビ・シフロールのジェネリック製品です。

①：Tmax.とは？

　薬を服用すると薬の成分が血管に入りますが、服用を開始してから血液中の薬の成分が最大になるまでの時間がTmax.です。睡眠をうまく取るためにはTmax.になる時刻を基準にして薬を服用する時刻やベッドに入る時刻を決めるのが良いでしょう。ただし、この時間は患者によって異なるので、患者が経験で知る必要があります。

②：半減期とは？

　薬の血液中の濃度が最大（ピーク）になった時刻（すなわちTmax.）から薬の濃度が最大値の半分になるまでの時間です。たとえばリボトリールの場合半減期は約30時間、ビ・シフロールの場合半減期は6〜7時間です。したがって、ＲＬＳの症状は、一般的には就寝前2〜3時間に服用し、半減期になる朝には症状は軽くなりますので、ビ・シフロールはＲＬＳにとって最適な薬になります。リボトリールの場合は日中にも薬が体内に残っていることになります。一日中副作用がでる可能性がありますので、ご注意ください。

③：効果とは？

　第3表の右上端の「効果」欄の数値は、友の会にて実施したアンケート結果から導き出した値で、薬を投与した患者全員に効果がある薬を100として計算した値です。

　例：75%とは、投薬した患者の内75%の患者に効果があったという意味です。

5-7：抗ＲＬＳの治療薬

　ＲＬＳはほかの薬の影響を受ける場合があります。2009年5月に厚生労働省から「重篤副作用疾患別対応マニュアル（ジスキネ

ジア）」が、さらに 2010 年 3 月に「重篤副作用疾患別対応マニュアル（アカシジア）」が発行されています。これにリストアップされた薬はＲＬＳに似た症状が出る可能性があるとの情報です。代表名を一覧にして掲載（第 4 表）していますが、薬品などの詳細は上記厚生労働省のレポートを参考にしてください。

第 4 表：抗ＲＬＳ治療薬一覧表

No.	品　種　名	数量
1	抗精神剤	６０
2	抗不安剤	５５
3	抗うつ剤	４１
4	消化管運動調整剤	３９
5	ヒスタミンＨ１受容体拮抗剤	１５
6	Ｈ２受容体拮抗剤	９
7	抗てんかん剤	７
8	非定形型精神剤	４
9	抗ヒスタミン剤	３
１０	その他	２５
	合　　　計	２７５

　ＲＬＳ患者のなかには上記の薬の服用を完全にストップしただけで、ＲＬＳの症状が完全に消失したという患者もいます。
　注意１：上記の抗ＲＬＳ治療薬はＲＬＳの症状に似た症状を引き起こす可能性があります。
　注意２：このなかには患者によってはＲＬＳに良い効果をもたらす薬品もあります（不思議ですね）。
　注意３：できればＲＬＳの治療薬としては避けて下さい。

注意4：約 10 年前のデータですので、不備があるかもしれません。十分に注意して参考にしてください。

注意5：一部ジェネリック製品も含んでいます。

注意6：ほかの病気との関連性もあります。主治医に相談してください。

5-8：薬の選択

　一般的にいって薬は「単剤単回投与」が良いと言われていますが、現実にはなかなか困難なようです。最近は薬の副作用を抑えるために薬を処方する医師が多くなっています。しかし、ＲＬＳの場合は比較的容易に単剤単回が可能なようです。高齢者の場合は非常に困難を伴うようです。

　ＲＬＳの治療は症状の軽重によって薬を選択しなければなりませんが、大きく分けて非薬物療法と薬物療法があります。ともに根本的な治療法ではなく、症状を抑制するだけの対症療法であります。したがって、現在の医療にあっては一生治療を続けることのできる方法を選択すべきです。まずは通常の不眠症かどうか確認する必要があります（ p 38：不眠症対策）。

　上記の不眠症対策に書かれている指針を確認することからはじめるべきでしょう。筆者が 11 年に亘る友の会の経験から感じることは、意外とＲＬＳ患者ではないと思われる方が多いということです。睡眠のトラブルは色々な原因が重なって発症するようです。ＲＬＳの場合も同じだと思います。

　ＲＬＳの場合、色々な種類の薬があります。まず副作用を考慮すると第 1 番には抗てんかん薬のリボトリールを服用することが一番良いのではないかと思います。ただし、発症してからまだ早い時期の患者に対する場合です。なぜか？意外と効果があります

が、副作用が比較的少ないから？ただし、効果が薄れてきた場合、または症状が強くなってきた場合、錠数を増やすことがあります。しかし、錠数は2錠までにしておくべきだと思っています。薬を何らかの理由で変更するときに、副作用が出やすい場合があるからです。勝手に止めることは絶対に止めましょう。

症状が強いかまたは強くなってきた場合は、ドーパミン作動性アゴニストのビ・シフロールが良いと思います。最初は1錠（0.125 mg/日）からはじめ、効果が少なくなってきたら2錠、3錠と増やし、4錠までは増量する。さらに症状が悪化すれば、疼痛薬であるトラマールを追加して服用する。その場合ビ・シフロールは2錠〜4錠まで減量することを検討する。さらに症状が悪化してきたら、トラマールを0.5錠（12.5mｇ）ずつ増量していく。その後はまだ筆者は経験していないので今後の課題です。あくまでも筆者個人の経験に基づく提案ですので、主治医の意見を尊重してください。

ビ・シフロールは最大6錠までと製薬会社の添付文書には記載されていますが、最近は著名医師が2錠（0.25 mg/日）までと言っております。3錠/日以上になりますとオーグメンテーション（p74参照）が発生しやすいという理由からです。ただし、友の会の調査では6錠/日（0.75 mg/日）でも、さらには10錠/日（1.25 mg/日）でも問題のない患者もおられます。したがって自己責任のうえでビ・シフロールの上限を探すことも必要かもしれません。

欧米の2012年のデータですが、ビ・シフロール4錠/日以上の患者は38.6％になります（第27図、p73参照）。

2錠/日に制限しますと、友の会の会員は43.7％がオーバーしていることになります。なぜこのようになるかと申しますと、すべてオーグメンテーションの解釈および対策のため（？）だと思います。

5-9：RLSの治療ガイドライン

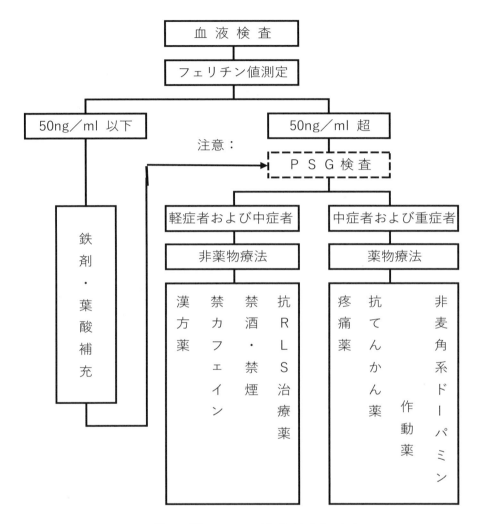

第12図：RLS治療ガイドライン

注意1：鉄・葉酸補充後フェリチン値が 50ng/ml 以上になれば、
通常の治療ガイドラインに沿って治療開始する。ただし、場合
によっては鉄材補充と並行して治療することも問題はない。

また、ＰＳＧ検査は、重篤な症状で、かつ、適正な薬が処方できていない場合に、ＰＳＧ検査を実施することにしました。

注意２：フェリチン値が 50ng/ml 以下で、鉄剤を服用しても上昇しない場合はＰＳＧ検査を受けて、通常の治療ガイドラインに順じて治療を受けること。

注意３：ＰＳＧ検査は薬など有効な薬がないときに実施する。

注意４：ＰＳＧ検査をＲＬＳ治療の大前提にしている医師もおられますので、その場合は医師の指示に沿って行ってください。

5-10：ＲＬＳの治療手順

第 12 図（前ページ）のガイドラインに沿って治療を進めることが良いと思います。ただし、主治医と相談のうえ進めることが大切です。

注意１：フェリチン値が低い場合は鉄剤または、および葉酸を補給するだけでＲＬＳは改善される可能性がありますので、必ず血液検査をうけること。鉄剤の補充は定期的に血液検査を受けて、各臓器に異常が出ていないか、医師に判断してもらうことが重要です。

注意２：重症者であっても、非薬物療法を併用して実施することが望ましい。

注意３：抗ＲＬＳ治療薬は可能な限り除外した方がよいが、ほかの疾患のための投薬であれば、主治医と相談するなど慎重に対処すること。

注意４：軽症者とは週１日、中症者とは週２〜４日、重症者とはほぼ毎日症状が出る患者としています。

6 章：副作用について

　薬にはどうしても副作用が発生する場合があります。患者は薬の効果と副作用を考慮して薬を選択することになります。副作用については、製薬会社が薬を開発する際に治験を実施しますが、そのときの副作用の発生率が公表されていますので、そのデータを第5表および第6表（p55，56参照）に示しています。

6-1：突発的睡眠（自動車事故など）

　ドーパミン作動性アゴニスト（ＤＡ）の薬の副作用として、突発的事故の発生が重要な注意事項になっていますが、実際にも事故は発生しています。恥ずかしながら筆者自身も事故を経験しました。

　筆者の場合は突発的な眠気が夕食時にのみしばしば発生していました。したがって、夕食時さえ気を付けていればよかった。しかし、ゴルフの帰りに軽い食事をした後の運転中に眠気が襲ってきて、次第に左にそれてしまい、道路横の電柱に衝突しました。鉄筋の電柱が1mほど動いていたのです。当然車は大破。幸いなことに筆者自身はまったくの無傷でありました。右に行ってしまったら、対向車と正面衝突か、または約10m下の河原に落下していました。当然新聞・テレビで騒がれていた事故になるはずでした。気を付けていたつもりですが、いつのまにか油断があったのです。自損事故として処理されましたので、大事にならず運が良かったと思っています。筆者以外にも友の会のメンバーが事故を起こしています。実際にはほとんどの患者が運転をしているのではと心配しています。自分の体調を常に考えて絶対に事故を起こさないよう対処お願いします。自動車事故だけではありません。

6-2：重大な副作用項目

第5表：重大な副作用の発生項目

種類	非麦角系 パーキンソン病薬（ＤＡ）				抗てんかん病薬	
薬品名	ビ・シフロール	レキップ	ドミン	ニュープロパッチ	レグナイト	リボトリール または ランドセン
1	突発的睡眠または傾眠により自動車事故を引き起こした例が報告されている。 本剤服用中は自動車の運転、機械の操作など危険を伴う作業に従事させないように注意すること。				体重増大に注意	急な減量は中止 急性狭隅角緑内障の患者は禁止 重症筋無力症患者は禁止
2	投与初期に起立性低血圧にもとづく症状がみられることがあるので少量から開始すること。					
3	オーグメンテーションが認められることがある。	不明		ビ・シフロールと同じ		

6-3：副作用の発生率

第6表：臨床治験中に発生した副作用の発生率（％）

副作用	ビ・シフロール	レキップ	ドミン	ロチゴチン	リボトリール	ニュープロパッチ
悪　心	29.9	19.2	9.8	34.6	5	22.5
傾　眠	16.8	0.3	19.6	14.3	19.2	10.8
頭　痛	5.5			7.3		1～5
胃不快感	6.9		8.4			
嘔　吐	5.9			7.3		7.5
ＣＰＫ上昇	7.5	8.7				1～5
幻　覚	15.4	7.3	11.8			7.6
部位痒反応				7.5		
適用部位反応				35.3		49.4
目　眩	12.5	8.7			25.0	1～5
総　合	58.6	68.9	52.5	73.1	56.7	?

注意１：このデータは製薬会社のパンフレットから抜粋したものであり、すべてを網羅したものではありません。詳しくは製薬会社に問い合わせること。

注意２：眠気、注意力、集中力、反射運動能力の低下が起こることがありますので、これらの薬を服用中は自動車の運転、機械の操作など、危険を伴う作業に従事しないよう注意することが大事です。

注意3：レキップおよびドミンについてはパーキンソン病患者に
　　　　対するデータです。したがって、オーグメンテーション
　　　　については記載されていませんがビ・シフロールと同じ
　　　　く発生することがあります。

6－4：欧米での副作用の発生率

　　欧米のＲＬＳ治療薬の全体的な副作用の発生率を第13図（下図
参照）に示します。Ｌ－ドーパ／Ｃドーパ以外は副作用の発生率に
は大きな差はありません。

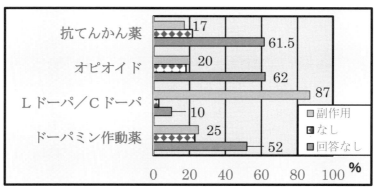

第13図：副作用発生率（欧米）

　　欧米ではＲＬＳ治療のために鎮痛剤（オピオイド）が処方され
ています。鎮痛薬を処方される患者は日本と比較すると大幅に多く
なっています。オピオイドが処方されている患者は全体で 14.6%
（第18図、 p60 参照）ですが、その内トラマールを処方されている
患者が35.1%（第22図、 p67 参照）です。すなわち全体で5.1%に
なります。副作用については詳述されていないので分かりませんが、
大幅に増量すれば副作用の発生率は増えるでしょう。ぜひ注意して
ください。

7章：アンケート調査結果

　2018年8月における友の会の会員（患者）にアンケート調査を実施しました。回答者の年齢および病歴を第15図と第16図（p 59参照）に示しています。明らかに女性が多く回答者129名中62.5%が女性で、男女比率は1.9倍となっています。平均年齢は77歳で、病歴は平均13.9年（80名）と結構長い期間病気と闘っています。ほとんど完治しないので、長くなっているのでしょう。欧米のデータについては、その都度断り書きをしていますので、参考にしてください。

7-1：アンケート参加者数と年齢

　　欧米：ヨーロッパ　　　　：2010年 2189名　　　男＝32%、女＝68%

　　　　　USA ＆カナダ ：2012年 1918名　　　男＝32%、女＝68%

　　日本 ： 2018年 129名　　男＝32.8%、女＝62.5%、不明＝4.7%

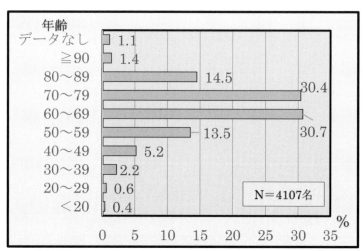

第14図：RLS患者の年齢（欧米）

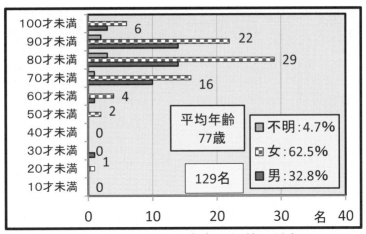

第15図：日本のRLS患者の年齢と男女比

　年齢は60歳から90歳未満が全体の67%を示しています。平均年齢は77歳、高齢者がだんとつに多いことが分かります。男女比は女63%、男33%で約1.9倍になります。

7-2：RLS患者の罹患歴

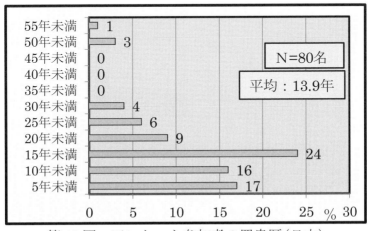

第16図：アンケート参加者の罹患歴（日本）

　罹患歴は平均13.9年、長い人は55年になります。

7-3：ＲＬＳ治療薬の種類と処方率

治療薬の種類を大きく分けて、その処方率を調査しますとグラフ第 17 図（日本）第 18 図（欧米）になりました。

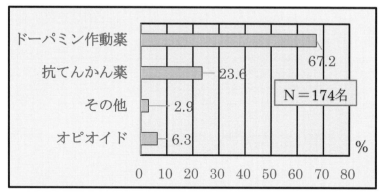

第 17 図：ＲＬＳ治療薬の種類と処方率（日本）

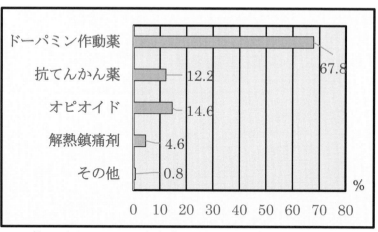

第 18 図：ＲＬＳ治療薬の種類と処方率（欧米）

これを表にしてまとめると第 7 表（p 61 参照）になります。

第7表：ＲＬＳ治療薬(大項目)の処方率

	1位	2位	3位
欧米	ドーパミン作動薬 （67.8%）	オピオイド （14.6%）	抗てんかん薬 （12.2%）
日本	ドーパミン作動薬 （67.2%）	抗てんかん薬 （23.6%）	オピオイド （6.3%）

　欧米、日本ともにドーパミン作動薬が第1位ですが、第 2 位は欧米ではオピオイド、日本では抗てんかん薬になりました。

　　注：日本では現在のところ、オピオイドは殆どトラマールと

　　　考えられます。

　　　　トラマール処方率：欧米（5.3%）、日本（6.3%）

7-4：ＲＬＳ治療薬の種類と効果率

　患者が服用した薬の治療効果率を第19図（p62参照）に示しました。患者数が少ないので全種類の効果度合いは明確ではありませんが、ビ・シフロールとリボトリールは、ほゞ明確になりました。すなわちビ・シフロールは70%以上、リボトリールは約55%の患者に効果がありました。断然ドーパミンアゴニストが効果的であることが明らかになりました。

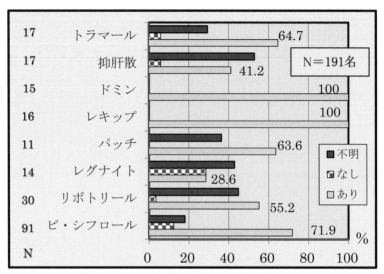

第19図： 治療薬ごとの効果率

（Nは対象者数を示します。）

　日本で現在のＲＬＳに対して一番良く処方される代表的な治療
薬はビ・シフロールです。２番目がリボトリールです。リボトリー
ルはＲＬＳ用としては残念ながら承認されていませんが、色々な病
気に処方されていて、ＲＬＳにもしばしば処方されています。承認
されていませんので、医師はＲＬＳ用として処方するのを嫌がって
いるようです（厳密には法律違反になるようです）。しかし、レグ
ナイトよりも効果的ですし、価格もレグナイトの約10分の１です
ので、本当に残念です。

　なお、レグナイトは製薬会社のレポートにはドーパミン作動薬を
処方しても余り効果が少ないときに限り処方してくださいと書か
れています。なぜでしょう？　驚きです。

処方されている薬は、調査対象者が少ないニュープロパッチ、レキップ、ドミンを除外すると、ビ・シフロールがもっとも多く処方されており、かつ治療効果も一番よい結果が出ています。リボトリールが次に良い結果が出ています。トラマールは第 19 図に64.7%（p 62 参照）の患者に効果があると出ていますが、処方されはじめてからまだ期間が短いので参考としたい。新薬であるレグナイトが効果少ないのは残念です。

7-5：ドーパミン作動薬について

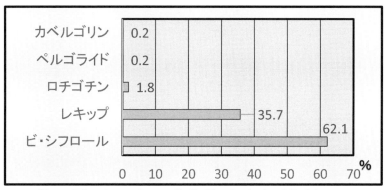

第 20 図：ドーパミン作動薬の処方率（欧米）

欧米でのドーパミン作動薬の種類と処方率を比較検討しました（第 20 図）。欧米でのドーパミン作動薬はビ・シフロールとレキップだけといってもよいでしょう。欧米ではレキップも承認されているので医師も処方しやすいものと思われます。レキップは日本ではＲＬＳ用としては承認されていないので、処方率は欧米に比較して極端に低くなっています。

ロチゴチンはＤＡですが貼付剤でもあるので、オーグメンテーション対策としては興味があります。しかし、皮膚に及ぼす弊害があ

るため、一時的な処方があっても永続的な処方には無理があるもの
と思います。

ドーパミン作動薬の用量比較

　三つのドーパミン作動薬について、用量比較を示します。

　　　第8表：ドーパミンアゴニストの用量比較

薬　名	最小用量	等価	制限値	制限値＊
ドミン　　　＊5	0.400 mg	0.4 mg	1.20 mg	3.6 mg
ビ・シフロール ＊4	0.125 mg	0.5 mg	0.75 mg	4.5 mg
レキップ　　＊3	0.250 mg	2.0 mg	4.00 mg	9.0 mg

　注意：制限値＊ はパーキンソン病患者への最大許容値を示す。

　　　：等価とはほぼ同じ効果があることを意味しています。

7-6：レキップについて

　レキップもＤＡ薬ですからオーグメンテーションの問題があり
ますが、オーグメンテーションに関する制限値は公表されていませ
ん。データも非常に少ないです。筆者はレキップにおけるオーグメ
ンテーションのデータをみることが出来ませんでした。なぜでしょ
うか？日本ではレキップそのものが承認されていないからです。欧
米でもオーグメンテーションに対する制限値はまったくないはず
です。もしかしたら筆者だけが知らないのかもしれません。

　しかし、オフラベルとして販売している以上は、オーグメンテー
ションとしての制限値を設定する必要性があるならば、誰かが公表
すべきだと思います。

　参考までにビ・シフロールとレキップとの用量比較から判断す
ると、レキップのオーグメンテーションとしての制限値は1 mg/日

になります。1 mg/日を超える用量を処方されている欧米の患者数は約70%（第21図、下図参照）です。このまま続けていても良いのでしょうか？

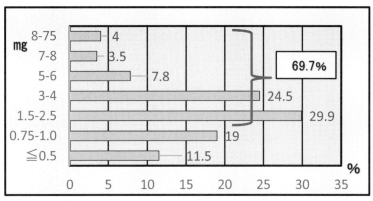

第21図：レキップの処方錠数（欧米）

7-7：抗てんかん薬について

　日本では抗てんかん薬は欧米の約 2 倍の率（日本 23.6%、欧米12.2%）で処方されています（第17、18 図、p 60 参照）。比較的多く処方されていますが、欧米ではレグナイトが承認されましたのでリボトリールはほとんど処方されずに、レグナイトが処方されたと思われます。

　日本ではレグナイトの承認が遅かったためと、以前からリボトリールが処方されていたために、比較的多く、抗てんかんの薬が処方されたのでしょう。友の会のアンケート調査ではリボトリールはレグナイトより比較的治療効果が高いうえに、価格が安い薬（レグナイトの約1/10）であるからとも言えます。ただし、リボトリールはRLS用として承認されていないので今後はレグナイトが日本でも多くなってくるものと思われます。今後どのようになるのか興味

がわきます。効果があり（リボトリール 55.2％、レグナイト 28.6％）、かつ安い薬（1/10）を優先的に処方されたら良いと思いますが・・・

7-8：オピオイドについて

　欧米ではオピオイドが抗てんかん薬より若干多く処方されてます（オピオイド：約14％　抗てんかん薬：約12％）。

　日本ではオピオイド：6.3％、抗てんかん薬：23.6％でした。

（第17, 18図、p 60参照）　（*6）

日本ではオピオイドは麻薬性が強いので、医師が敬遠しているため処方が少ないのでしょう。しかし、処方される用量は下記に示すように、ＲＬＳの場合、痛み止めとして処方される用量より格段に少なく（1/4）、かつ、オーグメンテーション対策としても有効であり、今後日本でも処方される割合は多くなるものと思われます。

　トラマールの疼痛薬としての処方方法（4回/日）100 mg/日

　トラマールのＲＬＳに対する処方方法（1回/日）　25 mg/日

　欧米のオピオイドのなかではトラマール（35.1％）が一番多く処方されています（第22図、p 67参照）。したがって、トラマールは35.1 x 14.6＝5.3（％）処方されています。日本でのオピオイドはほとんどすべてがトラマールですので処方率は 6.3 ％です。日本および欧米ともトラマールは今後オーグメンテーション対策の一環として増加するものと思われます。

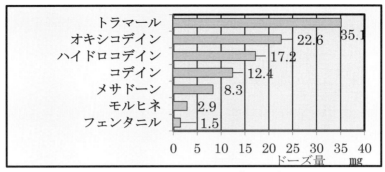

第22図：オピオイドの処方率(欧米)

8 章：ビ・シフロールについて

　治療薬としてもっとも多く処方されているのが欧米および日本ともにビ・シフロールです。現在のビ・シフロールの処方錠数を初診時と治療時に分けてグラフ第 23、24 図（下図参照）に示しました（ビ・シフロールのジェネリック製品は、プラミペキソールといわれています）。

8－1：ビ・シフロールの処方錠数（初診時と治療時）

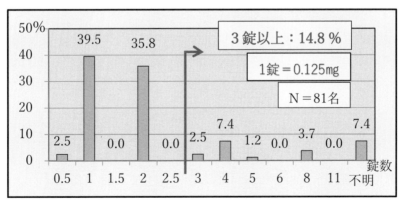

第 23 図：ビ・シフロールの処方錠数（初診時）

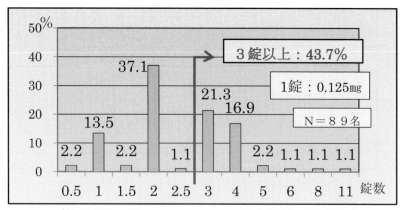

第24図：ビ・シフロールの処方錠数（治療時）

（第23, 24図とも2018年9月のアンケート結果）

第9表：ビ・シフロールの初診時と治療時の処方錠数

錠　数	初診時	治療時	増　減
2.5 錠/日以下	77.8%	56.1%	21.7% 減少
3 錠/日以上	14.8%	43.7%	28.9% 増加
不　明	7.4%	―	―

　3錠/日以上の処方錠数は初診時では14.8%であったのが、治療時には43.7%に増加しています。逆に3錠未満の処方錠数は初診時77.8%であったものが、治療時には56.1%に減少しています。著名医師が言っている「2錠/日以下を服用している患者は症状が安定している」との説は完全に否定されています。なぜでしょうか？おそらく検討期間を初診時からの1年に限定して分析したからだと思われます。単純なミスだろうと思います。第9表に初診時と治療時のビ・シフロールの変化を示しています。

8-2：ビ・シフロールのみを服用している患者の初診時と治療時の錠数

第9表のデータはビ・シフロール以外の薬も服用している患者も含まれていますので、ビ・シフロールだけを服用している患者だけに限定して解析しました。

第10表に詳細なデータ（初診時と治療時）をまとめました。数字の太い字は増量した患者数を、〇で囲んだ数字は減量した患者数を示しています。

第10表： 初診時と治療時の患者者数

治療時の処方錠数	0.5	1	1.5	2	2.5	3	4	5	6	8
12										**1**
11				**1**						0
6		**1**		**1**					0	
5		**3**						0		
4				**6**			2			
3		**4**		**4**		0	①			
2.5		**1**		0						
2		**5**		8			①			
1.5	**1**	**1**	0							①
1	**1**	6								
0.5	0	①								
錠数	0.5	1	1.5	2	2.5	3	4	5	6	8

初 診 時 の 処 方 錠 数（1錠＝0.125 mg）

明らかに初診時に処方された用量が少ない患者は治療時には増量していることが分かりました。

初診時で3錠/日以上の薬を服用していた6名の患者が治療時には24名に増加しています。また、初診時2錠/日以下の患者が44名、2.5錠/日以上の患者が6名でしたが、治療時には2錠/日以下の患者は25名、2.5錠/日以上の患者が25名になっています。すなわち2錠以下の患者は初診時44名でしたが、治療時には25名に減少しています。整理しますと第11表のようになりました。

第11表：ビ・シフロールのみを服用している
初診時と治療時の患者数

錠数（/日）	初診時	治療時	備　考
1錠以下	24名	9名	大幅に減少
1.5〜2錠以下	20名	16名	
2.5錠以上	6名	25名	大幅に増加
合　計	50名	50名	

結果：第23図、第24図（p67,68）の結果とほぼ同じ結果であり、ビ・シフロール以外の薬を併用していたとしても、まったく同じ結果が得られました。

結論：初診時に2錠以下で服用した患者でもRLS症状は安定せず、ビ・シフロールを増量する患者が多いという結果でした。

8-3：ビ・シフロールの治療効果

　次に錠数を増加したが、治療効果が減少しているとすれば問題です。したがって、治療効果についても錠数ごとに調査しました。その結果を第25図、第26図（下図参照）に示します。

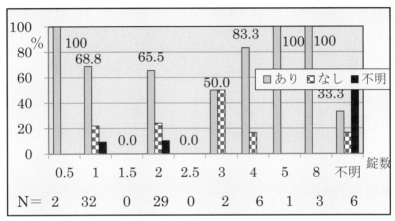

第25図：ビ・シフロールの錠数ごとの治療効果（初診時）

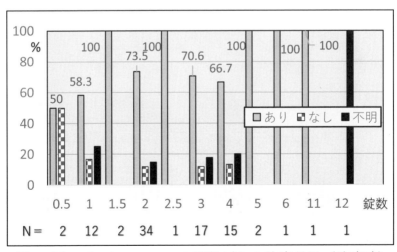

第26図：ビ・シフロールの錠数ごとの治療効果（治療時）

データ数が少ないので明確ではありませんが、初診時および治療時においても治療効果は維持されているといえます（第25、26図、p71参照）。すなわち「錠数を増加しても治療効果は維持されている」のです。結果は第12表に示すように有意差はありませんでした。

第12表：ビ・シフロールの錠数ごとの効果率

用　　量	初診時	治療時
0.125 mg （1錠）	68.8%	58.3%
0.25 mg （2錠）	65.5%	73.5%
0.375 mg （3錠）	50.0%	70.6%
0.5 mg　　（4錠）	83.3%	66.7%

　あえて制限値を超えて処方した訳ではなく、医師の判断で止むに止まれずに増量していき、そのお陰で安定した睡眠を取ることのできた患者です。制限値（2錠/日）を超えていますが、安定した睡眠を取っている患者に一方的に減量するように言えるのでしょうか？サンプルが若干少ないので明確ではありませんが、錠数を増加したから効果が少なくなったということはありませんでした。

8-4：欧米のビ・シフロールの処方量

　2012年のデータですが、実際に処方されている用量は欧米では制限値が設定されていないかのごとく大量に処方されています。

　最大許容値は0.75 mg/日であるにもかかわらず、1 mg/日以上を処方されている患者は13.1%、0.5 mg/日以上処方されている患者は38.6%（第27図、p73参照）もいます（*6）。

　日本では4錠以上の患者は22.4%です（第24図, p68参照）。

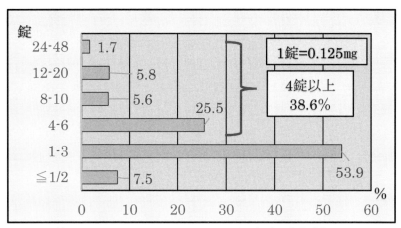

第27図：ビ・シフロールの処方率（欧米）

　医学雑誌「睡眠医療」で主張している 0.25 mg/日を制限値とすると、44.8%の患者が制限値を超える処方をされていることになります。さらに欧米のなかでもカナダを含む北アメリカに限定すれば約 79%の患者に 4 錠（0.5 mg/日）以上が処方されていることが分かりました（*6）。

許容値オーバーの理由

　欧米ではなぜ許容値を大幅に超えた用量が処方されたのでしょうか？恐らくパーキンソン病患者に設定されている最大許容値が4.5 mg/日ですので、十分余裕があると、かかりつけ医師が判断されたのではないかと思われます。日本におけるビ・シフロールの最大許容値 0.75 mg/日はRLSとして治験をするときに検討した最大用量が 0.75 mg/日だったから、それ以上の用量は検討したデータがないので、0.75 mg/日を最大許容値としたと言われています。

ではなぜオーグメンテーション対策として 0.25 mg/日を提案さ
れたのでしょうか？もし明確なデータがあるのであれば、B社は早
急に公表しなければならないはずです。もし制限値に関するデータ
がないのであれば、0.25 mg/日の最高制限値の提案を撤回し、医学
雑誌「睡眠医療」にて発表すべきだと思います。

　<u>B社のレポート（2010年8月発行）(＊7)によれば、「ＲＬＳの
長期オープンラベルの試験では 141 名中オーグメンテーションの
症状を示したのは 6 名で、その内 4 名は 0.5 mg/日に増量し、1 名
は 0.25 mg/日を維持したところ、症状は完全に消失した」</u>と記載
されています。この内容は基本的に筆者が言っていることを裏付けた
データではないでしょうか？それなのになぜB社は最大許容値を
0.25 mg/日にすることを承認（？）したのでしょうか。

9 章：オーグメンテーション

9-1 ：オーグメンテーションの診断基準
　　　　（スクリーニングするための 4 つの質問）
　国際ＲＬＳ研究グループ（IRLSSG）はオーグメンテーションの
診断基準として下記の提案をしています。これら 4 つの質問すべて
に患者が「ハイ」と答えたならば、その患者はオーグメンテーショ
ンを疑うべきだと言っています。

　　Ａ：ＲＬＳの症候が治療を開始した当初よりも早い時間帯に発現
　　　　するようになりましたか？
　　Ｂ：ＲＬＳの症候をコントロールするために、以前の有効用量に
　　　　比べて今はより高用量の治療薬が必要になっていますか？

C：治療を開始してから、症候の重症度が悪化していますか？
　　　　または、より早い時間帯に服用する必要がありますか？
　　D：治療を開始してから、症候が体のほかの部分（たとえば腕など）に広がっていますか？

　どこにも 0.25 ㎎/日の制限値は記載されていません。ほかの薬と併用しているかどうかに関らず、ビ・シフロールを 3 錠/日以上（0.375 ㎎/日以上）を服用していればオーグメンテーションとして扱うべきでしょうか？

　しかし、この質問をそのまま友の会の患者に質問すれば、間違いなく約 50％の患者がオーグメンテーションとして判定されるでしょう。ところが、その患者にビ・シフロールを 1 錠/日（0.125 ㎎/日）追加して処方すれば、大部分の患者はたちどころにＲＬＳ症状は改善されることは明白です。

　追加しても症状が改善できなければ、すなわちオーグメンテーションとして治療すべきだと思います。

9-2：ビ・シフロールの上限値（0.25 ㎎/日）の根拠

　非麦角系のドーパミン作動薬（ＤＡ）の薬はＲＬＳの治療に最適だといわれてきました。しかし、3～5 年ほど前からオーグメンテーションを起こしやすい薬だともいわれ、用量の制限を厳しくするべきだと言われています。

　ビ・シフロールについてはＢ社が最大 0.75 ㎎/日を保証していますが、医学雑誌「睡眠医療」ではこれから述べるオーグメンテーションを避けるためには 0.25 ㎎/日以下（2 錠/日以下）に制限すべきだと言っています。実際に患者の要望に対し、治療を拒否している医師も出てきました。

この0.25 mg/日の根拠となった理由は、医学雑誌「睡眠医療Vol. 11 No. 4 2017年」（*1）に記載されていますが、そのなかに下記のような記載があります。

「0.125 mg/日や 0.25 mg/日での有効性は高く、12 か月間の調査期間を通じて、有効性の減弱はなく、臨床的に意義のある改善を示した。0.5 mg/日や 0.75 mg/日では 0.125 mg/日や 0.25 mg/日に比べて効果が高まることはなかった」

　この結果に至ったデータは、B社が調査し、まとめたものですが、143 機関の医療機関から 407 名の患者に対する医師からの聞き取り調査であり、自ら試験して調査したのではありません。ビ・シフロールを服用始めてからの 1 年間の推移をみたものだそうです。調査期間は 3 年でしたので、初診から 1 年経過した患者のその後も調査していたら、全く別の結果が出たと思いますが、残念でした。いずれにしてもRLSは 1 年で終わる病気ではなく、半永久的にかかる病気であり、1 年間の症状を診て結論を導くものでは決してありません。

　友の会での調査では 1 年経過してから薬の増量をしなければならない患者が多くいます。第24 図（p68 参照）に示すように 3 錠以上服用している患者は43.7％もいます。その状態でも多くの患者の症状は安定しています。なかには 1.375 mg/日を投与されている患者もいます。その患者も安定したRLS症状を維持されています。

　2012 年の欧米のアンケート調査では 0.5 mg以上/日の用量を服用している患者が 38.6％もいます（第 27 図、p73 参照）。日本で実施されようとしている制限値(0.25 mg/日)を超えて服用している患者は 60％をはるかに超えた患者となるはずです。このような制限値を超えている患者が日本の著名医師が言うようなオーグメンテーションを経験するとしたら、それは大変なことです。すぐにでも

ビ・シフロールを販売しているＢ社は早急に厚生労働省へ制限値について報告および医学雑誌「睡眠医療」に発表するべきです。

　ビ・シフロールと同じＤＡの薬レキップについては、いまだに日本ではＲＬＳ用としては承認されていません。企業がＲＬＳ用として申請していないからです（パーキンソン病の薬としては承認されている）。2012 年の欧米の調査ではビ・シフロールが 62.1％、レキップは 35.7％服用されています（第 20 図、ｐ63 参照）（＊6）。しかし、欧米でもオーグメンテーションに関して制限値を公表している製薬会社は存在していません。

　現在企業が制限しているレキップの最大用量は 4 ㎎であって、日本睡眠学会の一部の医師が提案しているオーグメンテーションとしての制限用量は示されていません。ビ・シフロールと同じ比率で計算するとレキップの許容最大値は 1.00 ㎎/日となります。

　ビ・シフロールにおいては 0.25 ㎎/日が一部の医師が発表している制限値ですが、この値に根拠があるのであれば、正式に公表すべきです。さらにレキップやドミンについても実際に処方している睡眠学会の医師の義務として制限値を発表すべきです。レキップやドミンが承認されていない薬であっても、オフラベルとして処方されている患者がいるのですから、オーグメンテーションとしての制限値を公表すべきだと思います。現時点（2021 年 2 月）でのビ・シフロールの上限値は 0.75 ㎎/日とされています。

９-３：オーグメンテーションの発生率

　現在発表されているオーグメンテーションの発生率を示すと第 13 表(p78 参照)のようになります。残念ながら古いデータでもあり、かつ発表者によって発生率に大きな幅があります。

第 13 表：オーグメンテーションの発生率

No.	品　種　名	発生率（%）	出典
1	ビ・シフロール	9.1	*8
		8～56	*9
		33	*10
2	レキップ	2.3	*9
3	L－ドーパ以外のDA	≦10	*11
4	ロチゴチン	2.7	*12
		13.2	*13

　したがって、いずれのデータもまったく信頼性に乏しいものです。今回筆者が示した上記（RLSの診断基準およびオーグメンテーションの診断基準の曖昧さ）のような問題があるから明確なデータが出てこないのであろうと推測します。

9-4：睡眠医療の著者の主張と筆者の反論

　医学雑誌「睡眠医療」に発表された「RLSにおけるオーグメンテーション」について、その内容をまとめますと下記のようになります（*1）。

　「RLSの治療においてはドーパミンアゴニスト（DA）（例：ビ・シフロール）薬を長期的に投与した場合、治療開始前より症状の増悪や発現時刻の前進が発現することがある」。したがって、「初期治療においては 0.125 mg/日、または 0.25 mg/日にすべきである。有効性は高く、かつ持続的である」と記述されています。その結果すでに 0.375 mg/日以上の投薬を拒否される医師が多くなっています。

しかし、症状の増悪はきわめて少なく（おそらく 10%以下）ＤＡ薬の耐性増大の影響で薬の増量が必要になる場合が非常に多いと思います。症状が増悪しているかどうかを判定することは極めて困難で、不可能に近いものと思われます。初診時の用量を低く制限することには推奨できますが、その後の用量を 0.25 ㎎/日に維持する必要はないと思います。増量することによって、症状が安定するならば、0.25 ㎎/日に固執する必要はないと思います。

　下記に「睡眠医療」にて発表された睡眠障害専門医師に以下の質問をしたいと思います。

質問１：

　長期的に投与された場合オーグメンテーションが起こりやすいと言われていますが、長期とは何年でしょうか？長期に服用すればオーグメンテーションが起こりやすいと言いながら、実際には１年間の調査しか実施しなかった理由は何でしょうか？3〜4 年で増量される患者も数多くおられます。今回Ｂ社が行ったのは初診から 1年間のデータでした。短期間の服用ではオーグメンテーションは発生が少ないと言われていますが、2 年以上のデータを調査していたら 0.125 ㎎〜0.25 ㎎/日の薬を服用されている患者でも増量が必要になっていたと思われます。1 年以内のデータを基にオーグメンテーションについて言及するべきではないと思います。
現実に 2〜3 年後に増量する患者は多数おられます。筆者の調査では小用量のビ・シフロールを服用されている患者で、増量されている患者は多数おられました（第 10、11 表、 p 69、70 参照）。
どう評価されますか？

質問２：

　「症状の増悪」はどのような場合を想定しているのでしょうか？2 錠では安定しなくなったが、3 錠に増量したら安定してきた場合

は、症状が増悪したと判定するのか、もしくは薬の耐性が出て来たと判定するのでしょうか？ただ単に薬を増量すれば症状が安定する場合も症状の増悪と判定されるのでしょうか？「増量して安定した患者はオーグメンテーションではない」と思いますが・・・（たとえば２錠から３錠に増量した場合など）。

質問３：

症状が増悪しているかどうかを判断するには、休薬した後の症状を診るべきではないでしょうか？しかし、現実には休薬した後の症状は軽く感じる患者が多いはずです。理由は質問６にて説明。

質問４：

休薬後ある一定期間（例えば２週間）経過後、休薬前の薬に戻すことによって症状が安定した場合は、薬への耐性の問題であったと判定するのでしょうか？　あるいは悪化していた症状が、休薬によって改善されたと判定するのでしょうか？

質問５：

オーグメンテーションに罹る患者は比較的重症者が多いと思われます。また、ビ・シフロールだけ服用している患者は少ないと思いますが、その場合の休薬の方法は、いかにすべきでしょうか？休薬した後に初診時と現在の症状の軽重は殆どの患者が現在の方が軽いと判断される可能性があります。なぜなら初診時は病名がまったく分からず、不安ばかりがあったので、症状は重く感じているはずです。客観的に診る手段がないと軽重を判定するのは無理だと思いますが、いかがでしょうか？

質問６：

症状の発現時刻の前進について筆者のオーグメンテーション対策の経験を述べますと、第１回目および第２回目のときには、明らかにＲＬＳの症状が前進するとともに発症部位が変わりました。し

かし、薬を増量(0.625 mg/日)すると症状の前進はなくなり、発症部位も元に戻りました。その際確認のため薬を減量すると症状の前進が発生し、部位も変化します。確実に再現性がありました。この場合においてはオーグメンテーションと判断すべきではないと思いますが如何でしょうか？

（注：第3回目のときは、増量しても症状は治まらず、明らかにオーグメンテーションでした）。

　オーグメンテーションを防ぐためと言って、ビ・シフロールの制限値（0.25 mg/日）は広く日本の睡眠障害に携わっている医師に広まってしまいました。嘆かわしい問題です。現実には長期に服用しなくても、また、少量（0.125 mg）の用量であっても、服用してから半年の患者であっても増量しなければ耐えられない患者は数多存在することを忘れてはなりません。オーグメンテーション対策があれば、オーグメンテーションを心配する必要はないと思います。

9-5：オーグメンテーションの診断方法に関する提案

　オーグメンテーションの診断の方法として提案したいのは、薬剤の処方量を増量または減量してＲＬＳ症状を診る方法です。現在服用している量で症状をコントロールできなくなったときに、服用している薬剤を増量してみます。その結果症状が良くなれば薬に対する耐性問題となり、対策としては増量することです。症状がさらに悪化すればオーグメンテーションと診断でき、対策としてはまず減量してみることです。症状が良化すれば幸いであり、より悪化すればオーグメンテーションとして、別途対策をとることになります（対策案は別途記載、p 82 参照）。幸いなことにビ・シフロールの場合、薬の効果はほとんど1〜2日で現れますので、患者でも簡単に判定できます。

増量の限度としては、最大許容値の 0.75 mg/日までとします。0.75 mg/日を超える状態になる場合は別途オーグメンテーション対策をすることになります（トラマールによる対策：p 84参照）。患者は大いに助かります。いずれにしても現時点では患者の自己責任として対処しなければなりません。主治医に相談することは必要です。

オーグメンテーションの診断方法

（錠数を増量または減量して診断する）

第14表にオーグメンテーションの診断方法と対策について提案いたします。

第14表：オーグメンテーションの診断と対策（提案）

テスト	症状	診　　断	対　　策
増　量	悪　化	オーグメンテーション	次項で説明
	良　化	耐性増強	薬剤増量　＊
減　量	悪　化	現状維持	薬剤増量　＊
	良　化	オーグメンテーション	次項で説明

注意　＊　薬剤増量は最大許容の量（0.75 mg/日）まで。

１０章：オーグメンテーション対策

筆者のオーグメンテーションは、2014年にビ・シフロール 0.5 mg/日を処方しているときに発生しました。当時のＲＬＳ症状はビ・シフロールにて抑制されていましたが、徐々に抑制不可能になり、ビ・シフロールを追加（0.125 mg/日または0.25 mg/日）しても

ＲＬＳ症状は朝から発生し、さらには腰にも症状(痛み)が発生してきました。そこで筆者自身の体を使って、ビ・シフロールと同じ系統のドーパミン作動薬（レキップ）による対策および最近欧米の医師から情報を得た疼痛薬（トラマール）による対策に挑戦しました。それらの内容を説明します。

１０-１：レキップによる対策（第１回目）
（2015 年 1 月〜2015 年 5 月）

　レキップに変更した理由は、ビ・シフロールと同じ系統の薬ＤＡであることです。添加物が大幅に異なることなどからオーグメンテーションを起こす確率はビ・シフロールとは大幅に違う可能性があるのではないか、またはレキップはオーグメンテーションの発生率が低いのではないかと期待したためである。

　ビ・シフロール 0.5 mgに対するレキップの等価な用量は 2 mgで（*4）あることを念頭にして、ビ・シフロールを漸減し、その減量した用量に等価なレキップを漸増する。漸減するビ・シフロールの用量を 0.125 mg/日とした場合、漸増するレキップの用量は 0.5 mg/日になります。このようにしてビ・シフロールを 0.125 mg/日ずつ漸減するとともにレキップを 0.5 mg/日ずつ漸増する方法を実施。完全変更までに 10 日間以上を掛けることにしました。

　完全に変更が完成した後、ＲＬＳ症状を観測しながら 1 か月間安定した症状を維持できるか確認しました。

　その後逆にレキップからビ・シフロールへの漸減・漸増を試みながら完全に元のビ・シフロール（0.5 mg/日）へと変更してＲＬＳ症状を確認しました。その結果、ＲＬＳ症状は発生せず、オーグメンテーションはなくなりました。この方法で筆者のオーグメンテー

ションは完全に解決しました。結果的にビ・シフロールを1か月間休薬したことになりました。

１０-２：レキップによる対策（第２回目）

（2016年1月～2016年3月）

　第1回目の対策後1年を経過した2016年1月にビ・シフロールを0.5mg/日 服用していましたが、残念ながら再度効果が薄れてきました。そこで0.625mg/日（1錠追加）に増量しましたが、症状は逆に悪化しました。オーグメンテーションの発症です。前回とまったく同じ要領でビ・シフロールからレキップへの変更に取り掛かった結果、第1回目の実験とまったく同じ結果が得られました。

なぜ、レキップによるオーグメンテーション対策が
ＲＬＳ症状を悪化させずにスムーズに成功したか？
レキップに変更するために、結果的に
ビ・シフロールを１か月間休薬したことが、
成功の理由ではないだろうか　？

１０-３：トラマールによる対策

（2016年11月12日から2017年3月2日まで）

　ビ・シフロールからレキップに変更することによってオーグメンテーションは無くなったが、レキップをビ・シフロールにもどしてから7か月後、再びビ・シフロールによるオーグメンテーションが発生したのである。レキップを継続して処方していけば、長期的に成功したかもしれない。確認しなかったことは残念でした。

欧米のレポートの中にＲＬＳ治療薬の一環としてトラマール（オピオイド）が記載されていた(＊6)。 約５％の患者がトラマールを服用しているデータである。

第15表：トラマールによるオーグメンテーション対策実験

治療薬	対策前			対　　策　　中									合計	対策後	
Ｂ錠	4	5	6	2	3	1	2	3	1	2	1	2	合計	3	4
Ｔ錠	0	0	0	1	0	1	1	1	2	2	2	2	計	0	0
熟睡度 10					1		11	1	1	3	3	1	21	2	2
9							8	2	1	3	1		15		
8			1	1	2	1	7		1	1	2	1	17	6	
7							2		1	1	3	1	8	1	
6						1	1						2	1	
5															
4		1		2		2	1*						6		
3															
2	1					2			1				3		
1						2			1				3		
合　計	1	1	1	3	3	8	30	3	6	8	9	3	7	10	2

注意１：熟睡度の４行の「１＊」はアルコールの影響だと思う。

注意２：Ｔ はトラマール、Ｂはビ・シフロールを示す。

組合せ：下記の用量を任意に組合せて服用し、睡眠の状態を観察

　　Ｂ：ビ・シフロール：0mg、0.125 mg、0.25 mg、0.375 mg

　　Ｔ：トラマール：0 mg、12.5 mg、25.0 mg、37.5 mg、50.0 mg

　　なぜ、オピオイド（疼痛薬）がＲＬＳに効果があるのか不明であるが、一縷の希望をかけてトラマールに挑戦しようと、計画を立案し、筆者を被験者として実験に取り組んだ。

　　ビ・シフロールとトラマールを併用して、各種の組み合わせを作り、其々の睡眠の熟睡度を求めていった（第 15 表参照）。

　　その都度得られた睡眠状態を 1 から 10 までの熟睡度に評価して確認していった。結果としてトラマールは予想もしなかった良いデータが取得できました。

　　対策前（ビ・シフロールのみ 6 錠/日以下）では熟睡度 8 以下であったが、トラマール（25 mg）/日を 1 錠/日、ビ・シフロール 2 錠（0.25 mg/日）以上にすれば、熟睡度 8 以上が約 85％になることが判明した（第 15 表、P85 参照）。

　　その後の確認実験でビ・シフロールを 3 錠（0.375ｍｇ/日）、トラマールを 1 錠にすれば、熟睡度 9 以上が 100 ％達成された。

　　ビ・シフロールに起因するオーグメンテーション対策は成功したが、なぜトラマールにＲＬＳを抑制する効果があるのか不明である。

　　トラマールがビ・シフロールの効果を引き出しているのではないかと想像する。あるいは神経系統を麻痺させる効能があるのではないかと推測する。その後 2021 年 2 月現在までの約 4 年間はビ・シフロール 3 錠/日 （0.375 mg/日）とトラマール（25 mg/日）を服用し、ＲＬＳ症状を克服し続けている。

結論：ＲＬＳ治療薬としては下記を推奨する。

　　　ビ・シフロール：3〜4 錠/日、トラマール：0.5〜1 錠/日

ただし、この方法が長期的なオーグメンテーション対策になり得るかどうかは、更に継続して服用して確認しなければならない。この方法を採用する場合は担当医の指示に従ってください。

　注意１：筆者のような症状をもつ患者に対する提案であり、すべての患者に適用するものではないと思いますので、各患者は同じような体験をして確認してほしい。

　注意２：この実験はＲＬＳにとって厳しい時期（6～8月）が抜けているので、夏場に向けて再度実験を重ねた方が良い思われます。

　現在(2021年2月)もビ・シフロール3錠(0.375 mg)/日 およびトラマール1錠（25 mg）/日で4年以上安定した睡眠を取っています。

１０-４：トラマールの副作用について

　トラマールはオピオイド（非麻薬性疼痛用薬）であります。副作用として常用性をもつ薬です。しかし、疼痛用として服用する場合、通常毎日4回、1回1錠（合計4錠以上）を処方する薬でありますが、ＲＬＳ用として服用する場合は毎日1回1錠の服用で効果がありますので、さほど副作用を心配する必要はないと思われます。

　筆者は2017年から2021年までの4年間トラマールとビ・シフロールを服用してきましたが、副作用として便秘が発生しています。したがって、便秘薬（ヨーデル1錠）を併用しています。そのほかの副作用は現在（2021年2月）まで発生しておりません。

１１章：その他

１１-１：治療薬を変更する場合の注意事項

　　数品種もあるドーパミン作動薬の中で薬をスイッチする場合、薬の効果を維持しながら変更することが絶対に必要で、さらに漸減、漸増を徹底することがスムーズな変更に必要です。

　　たとえば、ドミン（0.4 mg/日）をビ・シフロール（0.5 mg/日）に変更する場合、最初にドミン：0.3 mg/日、ビ・シフロール：0.125 mg/日を2日間、次にドミン：0.2 mg/日、ビ・シフロール：0.25 mg/日を2日間、次にドミン：0.1 mg/日、ビ・シフロール：0.375 mg/日を2日間、最後にドミン：0 mg、ビ・シフロール：0.5 mg/日に順次変更する。ただし、副作用が出る場合もあると思いますので、状況をみながら修正することが必要である。参考までに非麦角系ドーパミン作動薬の用量比較を示すデータを第8表に（p 64 参照）示しています。

１１-２：日本睡眠学会認定医師および認定機関

　　日本睡眠学会では毎年睡眠に関する試験を実施して、合格者を認定医師および認定機関として発表・登録している。

①： 認定医師 （547 人）2017 年度　　日本睡眠学会専門医
　　http://www.jssr.jp/data/pdf/list/nintei_ishi.pdf
②： 認定機関 （2020 年 7 月）　　日本睡眠学会専門医療機関
　　A:79 機関　　B：26 機関　　合計：105 機関
　　注意：　A機関とは一般の睡眠障害の認定専門病院
　　　　　　B機関とは睡眠時無呼吸障害の認定専門病院

１１-３：休薬も計画的に

　オーグメンテーションの問題として、対策に失敗した場合の最終の治療法「休薬」を睡眠学会の医師が提案されています(*1)。

　休薬すると当然ＲＬＳ症状を抑えることは不可能になります。また、休薬の方法もいきなり薬を止めるのは余りにも危険すぎるのではないでしょうか？ビ・シフロールだけ服用している患者だけなら比較的問題は少ないのかもしれませんが、オーグメンテーションを起こす患者はかなり重症者が多いので、ほかの薬も服用している患者が多いはずですから、大変です。もちろん専門医師の指導を受けて休薬をするべきだと思います。

　また、医学雑誌「睡眠医療」（*1）で 10 日間の休薬を勧めておられますが、10 日間休薬したらオーグメンテーションは無くなるのでしょうか？ＲＬＳ症状がなくなる保証はありません。併用していた他の薬だけでは症状を抑えることは、無理でしょうから、他の薬を探すしかありませんが、ＤＡ以外に効果的な薬剤はありません（オピオイドを除く）。休薬するだけで症状がなくなるのであれば最初から薬は不要です。オーグメンテーションの症状はなくなるかも知れませんが、休薬後同じ薬を服用するのであれば、オーグメンテーションの再発もまた起きる可能性があります。ほかの併用している薬を含めた休薬の方法および休薬後の治療方法をしっかりと計画的にするべきでしょう。

　前述のように、ビ・シフロールがオーグメンテーションの原因と考えれば、レキップに変更することによって、ビ・シフロールを休薬することになりますので、オーグメンテーション対策としては有効になる可能性があります。休薬期間も大幅に変更可能です。

　是非検討してほしい治療方法です。

１１－４：耐性増強、強化現象および反跳現象とは？

① ：耐性増強とは？

- 時間とともに薬物に対する反応が低下することで、薬物の効果そのものが低下することである。
- 耐性が起こっている場合、用量増加によって症状は軽減する可能性がある。

② ：強化現象とは？

- 用量増加によって症状が悪化する現象である。特に色々な時間帯で症状の悪化が起こる。

③ ：反跳現象とは？

- 薬物の投与量を減量するときに起こる症状。ＲＬＳ症状の突然の再発で、もし治療を行わないと、その症状は予想外に悪化する。

１１－５：ＲＬＳ患者へのご理解を！（手術後の配慮）

　不幸にも体調が悪く、手術をしなければならない患者は、手術中もその後の一定期間、身体を固定するなど安静にしなければならない場合があります。最悪身体（腕または手）を固定されたときにＲＬＳの症状が出てきますと、患者は地獄の苦しみを味わうことになります。筆者も2020年に脊柱管狭窄症で手術を受けたとき、泣き叫ぶほどの苦しみを経験しました。幸いにも看護師が異変に気が付き、医師と相談のうえ痛み止めの点滴注射をして頂き、救われました。

　この痛み止めの点滴注射で救われた患者はほかにもおります。痛み止めの薬はＲＬＳの治療にも使用されるようです。ぜひ手術が終わった後には点滴の痛み止めの薬を処方されますようお願いする

次第です。

　<u>睡眠学会の医師として、外科などの関連医師会にも徹底されますようお願いします。</u>

　①：筆者が受けた手術後の痛み止め薬

　　　　アセトアミノフェン（静脈注射用痛み止め薬）

　　　　300〜1000 mgを 15 分かけて静脈内投与

　　　　ロピオン　50 mgをできるだけゆっくり、静脈注射

　　　　投与間隔は 4〜6 時間

　②：闘病記（No. 12-16 及び 12-20）の患者が受けた静脈注射

　　　　ソセゴン（解熱鎮痛消炎剤、15 mg）

　　　　アタラックス（鎮静剤と皮膚掻痒症）

１１-６：睡眠学会、製薬企業へのお願い

　オーグメンテーションのためにビ・シフロールの上限値を 0.25 mg/日に制限されている医師がおられます。しかし、現実の問題として 0.25 mg/日超の薬を飲んでいるＲＬＳの患者が半数以上もおられますし、さらに日にちの経過とともに症状が抑えられずに増量を希望される患者が増えております。増量することによって多くの患者が症状を抑えることが出来ております。

　残念ながら現在ビ・シフロールの効果を超える薬を見つけることは多くの困難をともないます。医学雑誌「睡眠医療」で提案されている 0.25 mg/日を上限値とせずに、製薬企業も厚生労働省も承認している 0.75 mg/日を上限とするよう指導して頂きたい。

　増量することによって症状が悪化するのであれば、当然のことながら増量はストップするべきでしょう。しかし、実際は増量によって症状が悪化する患者は少数です。0.125 mg/日ずつ増量することによって症状が安定するならば、まったく心配することはありません。

増量することによって症状が悪化するときにのみオーグメンテーション対策を実施するべきです（悪化する患者は約10%の患者者だけと思います）。

　0.25 mg/日を超える患者は約60%居られますし、しかも一度増量したからといって、その後も増量する患者は少ないと思われます。再度増量するまでの期間は長い場合もありますし、そのまま安定する患者も多いと思われます。

　本来初診のときの重症患者に0.125 mg/日を処方しますと、すぐに効果はありますが、すぐに増量が必要になる患者が多いのです。したがって、0.25 mg/日を処方しますが、もともと重症患者だっただけにさらなる増量が必要になります。増量したからと言っても、増量の効果があるのであれば、この患者はオーグメンテーションではないと思います。

　もともと初診のときに重症患者か軽症患者か鑑別することはかなり困難をともないます。ＰＳＧ検査を実施すれば鑑別することが比較的容易かもしれませんが、全員にＰＳＧ検査をすることは不可能です。よって増量することは多くの患者に必要な処置になるはずであり、重症患者の健康を維持させるためには0.25 mg/日を超えて服用することは避けて通れない治療方法だと思います。

　ぜひ実態を調査されて、オーグメンテーション対策を検討されますよう切にお願いする次第です。増量（最大0.75 mg/日まで）してからオーグメンテーションが発生した場合、症状がよりひどい状態になることを心配されているのでしょうが、ビ・シフロール以外の薬で対処できるならば問題ありませんが、残念ながら現在時点で単独でビ・シフロールを超える薬はありません。勿論まったくないと断言することは出来ませんが、オーグメンテーションを起こす患者は重症ですので、適当な薬は見当たらないのが実情であることは医

師も承知のはずです。0.25 mg/日を上限とする治療は直ちにストップするようお願いします。

１１-７：ＲＬＳの将来に期待する（疼痛薬への期待）

　ＲＬＳ用の薬はここ数年３種類の薬が厚生労働省から承認されました。大変有難いことです。しかし、残念ながら重症の患者には、なかなか適合しない場合が多いようです。筆者は欧米の情報から疼痛用の薬がＲＬＳ患者に処方されていることを知りました。実際にトラマールを服用しましたら、かなり効果的な薬であることが実証されました。厚生労働省へのお願いとして、ぜひ製薬会社とともに承認活動をして頂きたいと思います。現実にはオフラベルとして処方されていますが、睡眠専門医師の一部だけが処方されているようです。

　特にトラマールは大変効果的な薬です。製薬企業を説得して承認活動を進めて頂くようお願いする次第です。オフラベルとして現在ＲＬＳ患者に処方されている下記の薬についてもぜひ承認活動を実施していかれますようお願いします。

　　承認活動をしてほしい薬
　　　レキップ、ドミン、リボトリール（ランドセン）、リリカ、
　　　トラマール

12章：闘 病 記

　本書には体験談として、薬や治療法などを具体的に記載されていますが、患者によってはその治療法が症状を悪化させる場合もあります。かかりつけ医師と相談の上、治療方法をお決めください。

12-1：パーキンソン病とむずむず

65歳、女性

　私は１７年前からパーキンソン病を患っていますが、最近耐え難い足のむずむず感で、一晩の内に何回症状が出るか分からないほどになりました。さらに水道が凍結する寒い夜は手足がすぐ冷たくなってしまい、温めたりして眠る暇は殆どありません。そういった折、半身不随の夫が心配して起きだしてきて、もんだり、叩いたりしてくれますが、あまり効果はありません。しかし、感謝の気持ちが溢れてきます。

　私はパーキンソン病のお薬のおかげで昼間はどうにか動けますが、夜は薬が切れて動けません。布団を跳ねのけるのも、ベッドから起き上がるのも、トイレに行くのもやっとの思いです。特に朝はむずむず感で足を動かしたい、歩きたいのに、足も動かせず立ったままで膝をがくがくさせて半泣き状態です。

　あまりの辛さに大声で叫んでしまうことがたびたびです。パーキンソンの薬が効いてくるまでの辛抱ですが、この朝の時間がなくなればといつも願っています。

　主治医に相談しても「大勢いるのだから・・」とか「我慢が足りない・・」という答えだけ。この辛さをどうして理解して頂けないのでしょうか？私は一生このまま我慢して日を送るんだと、

自分に言い聞かせました。けれど夫が「病院を変えよう」といいます。病院を変えるということは大変勇気がいることですが、一大決心をして変えました。その病院で、近くの病院からもらった「胃の薬が邪魔をしているのじゃないの？」といわれ、その薬を止めた途端、症状は消えました。しかし、それも束の間。また、少しずつ現れはじめました。でもあの辛かった日々よりは少しは楽になりました。

　現在の治療ではパーキンソン病の進行は避けられません。自由に歩きたいと願っていますが、段々と動けなくなって来るものと覚悟はしています。しかし、このむずむずの症状が段々と強くなってきたらと思うと・・・あの酷かった辛さが毎日、毎日繰り返されると思うと、本当にどうしたら良いのでしょう。これから先のことを想像すると不安で一杯になります。けれど嬉しかったことがあります。それは良永さんに巡り合えたことです。良永さんにお会いできなかったら相談する人もなく、ひとりで悩んでいたでしょう。良永さんに感謝の念で一杯です。

１２-２：２０年経ちます私のＲＬＳ

59歳、女性

　私のＲＬＳは 20 年ほど前に発生しました。最初は左足指の一本の不随意運動から始まりました。1〜2 年は気味が悪いものの、あまり生活に支障を感じなかったので、そのまま放置していました。そのうちに左足だけが、就寝時にＲＬＳの症状を起こし、まず精神科の開業医に受診しました。そのときのドクターの対応は、多くの方が経験されているのではないかと思いますが、「子供さんから手が離れたので、些細な事に過敏になっているのではないですか？」という無神経な言葉でした。

その後、総合病院、県立精神病院と、だんだん睡眠時の不快感が増大して来たので、受診する病院が増えましたが、問診の時点で「こちらでは対応出きる症状ではありません」と言われるだけで、何の指導も受けることが出来ませんでした。10 年の間に症状は左足のピクツキ、跳ね上がり、そして短期間右足だけに症状が移り、その後左右同時に跳ね上がる状態に変化しました。私の場合は、むずむず感というより、足に電気が充電されて、跳ね上がったときに放電されるというような感覚です。そして 10 年ほど前に、2 か所目に行った精神科クリニックで、ＲＬＳと診断されましたが、導眠剤を処方されるだけでした。眠りにつくまでに、多少の不快を感じながらも、なんとか寝つけていられたので、何年間は導眠剤のみで過ごしていました。

　そのころは本屋さんでパートをしていたのですが、レジ係のシフトのときなどに吸い込まれるような眠気を感じ、何度か早退した事がありました。振り返ってみれば、睡眠不足があったのではないかと思います。

　そして 5 年ほど前にテレビニュースでＲＬＳの紹介を診て、テロップに流れていた睡眠学会の文字を見て、睡眠学会の会員のドクターを探し、睡眠障害に詳しいドクターに巡り合えた訳です。1 か月前まで、約 5 年間お世話になっていました。今は友の会の講演会でお世話になったドクターのところに思い切って転院しました。今ではＲＬＳも良永さんはじめ、友の会の方々のご尽力で、マスコミなどでも取り上げられ、認知度が高くなりました。そしてＲＬＳを研究治療して下さるドクターも増えました。まだまだ根治には長い道のりでしょうが、少しでも、よりよい睡眠が摂れますようになりたいものです。

１２-３：透析患者のむずむず脚症候群

57歳、女性

　私のＲＬＳが始まったのは、慢性腎不全で人工透析をやりはじめてから約半年後、平成13年の初夏ぐらいだったと思う。そのころは職場の近くの透析病院に通っていた。

　最初は就寝直後から太ももの辺りが何だかむずむずするような何とも言えない感覚でじっとしていられず、何ごとかと思った。病院でその話をするとＲＬＳだと言われ、ＨＤＦをはじめましたが、症状はどんどんひどくなり、どんなに眠くても眠れず、一晩中家のなかを歩き回り、翌日は頭がボーとして仕事も半日で休んでしまうことが多くなった。

　足首の辺りもむずむず感を覚えるようになった。平成15年3月に退職して、4月から自宅近くの透析病院に移った。そのときＲＬＳの話をしたら、もっとも性能の良いダイアライザーを使って下さったが、一向に改善されず、耐えられなくて透析中にベッドの横に立ってしまうという状態になり、看護師さんがびっくりして飛んできたり、技師さんに「異様な光景だ」と言われたりした。ＨＤＦも試したが効果がなかった。薬はマドパーという薬が一時的に効いて、会合などのときは助かった。

　そんなとき、新聞でＲＬＳは「睡眠外来」で、という記事を読み、インターネットで近くの睡眠外来を探したが県内にはなく、隣県に在ることが分かって早速受診した。そこで、マドパーは悪化するから飲まないほうが良いと言われ、別の色々な薬を処方してくださったが、結局ビ・シフロールが驚異的に効き、そのとき幸福感を味わった。が、それも耐性ができたのか、半年ほどで効かなくなり、2ヶ月間休薬することになった。その間が地獄の苦るしみだった。

毎晩イヤホンで音楽を聴きながら家中を歩き回ったり、踊ったり、透析も４時間ずっと立ったまま。立っていてもむずむず感は治まらない。先生も技師さんも熱心に色々と工夫して下さり、看護師さんも声をかけてくださり、皆さん本当に親切にしてくださった。２ヶ月後、また、ビ・シフロールを飲みはじめたが、以前ほど効果は感じられなかった。

　色々と紆余曲折はあったが、効果と副作用を確認しながら、薬も増量されていき、現在はドミンを透析前に４錠と寝る前に３錠、透析のない日は寝る前に５錠、それと毎晩リボトリールを３錠服用している。飲むタイミングもやっとつかめてきて、なんとか寝つけるようになり、極度の睡眠不足は解消してきました。まだ今でも美容院では立ったまま髪を切ってもらったり、ボランティアの会議中に立ってしまったり、文字を凝視すると、むずむずしてくるので新聞も本も読めない状態であります。透析中は看護師さんたちも私が眠っているときは１時間ごとの血圧測定を遠慮するなど、私を眠らせようと気を使って下さり、本当に感謝してもしきれない日々を送っています。

１２-４：ＲＬＳの息子と

47歳、女性

　現在中学３年の息子にＲＬＳの症状が現れ出したのは、中２年のころでした。ＲＬＳの患者さんの多くがそうであるように、２ヶ月ほど病名が分からないまま、病院での検査、複数の科の受診を繰り返していました。

　夜、症状が出はじめると、息子はあまりの辛さに大声を上げたり、壁を殴ったり、泣き出したり、その内に眠ることを怖がって、朝まで一睡もしなくなっていきました。夜、寝られない息子をなんとか

しようと、私たち夫婦は、ヨガのマッサージ、足湯、アロマなどを試みましたが、ほとんど効果は見られませんでした。

　夜疲れきって、朝方ようやく眠りにつき、日中眠るという生活になった息子は、当然学校には行けなくなりました。これまで大きな問題もなく元気に生活して来た息子が、中学２年という多感で大切な時期に、病気によって不登校になるということは、私たちはまったく想像していませんでした。本当につらい時期でしたが、幸運なことにたまたまＴＶ放映「ＲＬＳ友の会」を知り、さっそく良永会長に相談し、病院を紹介していただきました。受診した病院ですぐにＲＬＳと診断、薬を処方されましたが、なかなか息子にあうものがなくて、色々試した後、初診から２ヶ月過ぎたころ（発症後５カ月経過）、ようやく今服用しているドミン、ビ・シフロール、ガバペンの３種類に落ち着きました。薬のおかげで睡眠はとれるようになったものの、息子にはまだ不登校という大きな問題がありました。発症後休んでいた１年間は、友人との接触をほとんど絶ち、勉強もすっかり遅れてしまいましたが、大勢の方々の助けを借りて、ようやく中学３年の２学期から少しずつ再登校できるようになったときは何とも言えない気持ちでした。無理だと思っていた高校受験もできて、中学校卒業を間近に控えています。

　今、息子は薬のおかげで睡眠はとれていますが、まだ周期性四肢運動障害の症状は出ているようですし、朝思うように起きられない日も多く、体調は万全とは言えません。薬は今後何十年も服用を続けなければならないでしょう。ドミンの製造が中止になるとも聞いています。不安なことは数え上げればきりがありません。でも、あのつらかった日々を乗り越えて、今また前向きに進もうとしている息子を見ていると、何とかなるかなと思える今日このころです。

１２－５：むずむずからの解放

76歳、女性

「ムズムズ脚症候群」このような病名のあることも知らず長年苦しみました。症候群の所以、今思えば色々なものを引きずってこの症状に至った気がします。元来ネガティブ人間の私は両親を見送った後、ひとり残った虚脱感と人生の三分の二も過ぎ、将来お先真っ暗だと思っているうち、昼間他人と言葉を交わすのも億劫、挨拶も面倒、勿論食欲もなくなり、ガリガリになって人相も変わってしまいました。不思議と夜になると交感神経が働きだして歩き回ったりします。

あるとき駅で通過する電車に飛び込みそうになり、ついに病院行です。うつ病です。このとき処方して頂いたお薬も合わず、私の症状に向くお薬が見つかるまで１年以上を要しました。

うつ病はだいぶ快方に向かっておりますが、不眠は続いております。内科で睡眠薬を処方して貰いました。しかし、お薬で睡魔が襲ってくるのですが、足を虫が這うようにムズムズして眠れず、お医者さまに相談しましても、寝るときに足を高くする、お風呂で足を擦るなど、どれも効果なく夜起き上がっては貼り薬を貼る、ストレッチをするなど朝までバタバタ。結局ボーとした儘一日が始まります。

昼間目を開けていても頭が眠っている状態で、電車は乗り過ごす、荷物はふたつもつとひとつを忘れて帰るなどで、今にも何か事故を起こすかもと不安でした。

友の会から良い病院を紹介して頂き、その日のうちに飛んで行きました。色々と問診され、お薬を処方して頂きました。うつ病のとき私の症状に合うお薬がみつかるまで一年以上かかりましたので、

むずむず脚のお薬もその内効いてくると思いながら、その夜服用しました。ところが何となんと、足のムズムズから解放されたのです。

　奇跡です。ミラクルです。幸せです。本当に有難いことです。むずむず脚症候群をご存じない先生が沢山おいでです。ぜひ専門医に診てお貰いになることをお勧めいたします。

１２-６：内視鏡手術中に発症

77 歳、男性

　私はむずむず脚症候群の病歴約 10 年、専門医師の治療を受け始めてから 4 年という患者です。ビ・シフロールを飲むようになって最初は薬効あらたかなものがあったのですが、どうしたことか再び最近は悪性の不眠と格闘中です。

　ところで私は去る 6 月、珍しい経験をしたのでご報告したいと思います。大腸ポリープ一個の切除手術を受けたのですが、手術中に明らかにいつも経験しているむずむずが発生したのです。大腸ポリープ手術は、これまで 2 回経験しているのですが、今回は手術が難しかったとのことで、所要時間はいつもの 2 倍くらい（約 40 分）かかりました。静かに手術途中からいらいら感がつのり、足のふるえを抑えることが出来なくなりました。不安感で一杯です。麻酔もレストレスレッグスには効かず。手術中 3 人の看護師が交互に医師の介助をしておりましたが、そのうちのひとりが私の異常に気付き、「どうしましたか？」と尋ねてくれました。そこで私は「こういう病気をもっているのです。」と病名だけ告げたところ、その女性は一発で「あ、それは大変ですね」と、理解してくれて、手術が終わるまで終始脚部をさすってくれたので、私はどんなに助かったことか。

私は大腸のほかにヘルニア手術も受けたことがあり、手術の前には、必ずむずむず脚症候群の患者であることを、事前に担当医に説明してきました。ところがこれまでの経験によると、だれひとりとして理解せず、関心すら示してくれませんでした。今回は病気の内容を知っていた看護師が偶然にもいてくれて、地獄の苦しみを味あうことがなかったのです。

　私は今後再び手術をすることになったら、資料を持参して、手術医に理解を迫るか、理解していない医者は拒否する、場合によっては睡眠病院の先生に手紙を書いて貰って持参するか、とにかく徹底的に"医療啓蒙"に努め、そのうえで手術を受けたいと思います。

１２-７：息子がむずむず脚症候群に

11歳、男性

　私の息子は平成１２年生まれで、この４月から５年生になりました。発症は保育園に入る前からです。まだ言葉もはっきりしないころで、いつも「足が気持ち悪い」、「足をなでなでして」、「足を切っちゃって」と夜中に起きては、泣いたりしていました。

　私はこの病気のことをまだ知らなく、小児科、整形外科、皮膚科や市民病院などで症状を伝えても、当時先生方もこの病気のことは知らないようで、「気のせい」、「たいしたことはない」で片づけられてしまい、どうしていいのか分かりませんでした。あるとき、新聞でむずむず脚症候群友の会があることを知り、さっそく電話で、相談をしました。良永さまが親切に専門病院を紹介してくださり、受診したところ「むずむず脚症候群」と診断されました。

　息子は鉄欠乏もなく、周期性四肢運動障害もありませんでしたが、鉄分が脳に達していないかもしれないということで、鉄分を飲むことになりました。鉄剤を飲むと症状も少し軽くなり、１年間定期

的に通院しましたが、先生からむずむず感を我慢できるようで、日常生活にさほど支障がなければ様子を診るということで、通院をやめることになりました。

　それから不思議と、むずむず脚がひどくなっても「受診できる病院」と「理解ある先生がいる」、「友の会もある」という安心感からなのか、息子のむずむず脚は気が付くとなくなっていました。今ではまったくと言って良いほど、脚がむずむずするとは言いません。また、いつ発症するか分かりませんが、私の息子だけの病気ではないと思い、長くつきあっていこうと思います。

１２-８：むずむず脚症候群との出会いと経過

74歳、女性

　私のむずむず脚の始まりは、忘れもしない、今から14年前の5月ころ、お友達と楽しくディナーを楽しんでいたときのことです。今まで感じたことのない「しびれ」を右足の親指にかすかに感じました。あれっ・・これ何？・・という感じで、一抹の不安を持ちながら食事を終わったのを覚えています。

　次の日すぐ大きな病院の神経内科に行きました。私としてはMRIでも撮って頂けるものと思っていました。ところが診察が始まると先生は足に触れることもなく、心配いりません。気にしないでください。検査もしないで、なぜ？一種の不信感と、何とも言えない不安感をもって家に帰ったのを覚えています。症状は少しずつ進んでいくようでした。

　それから私の辛く苦しい病気探しが始まったのです。近くの整形外科の高村医院に相談し、痛み止め、電気治療、薬を試しても何も効きません。でも、先生は私と一緒に悩み、色々病院を紹介頂き、また、私が行ってみたいという病院にも気持ち良く紹介状を書いて

くださいました。主に大学病院の整形外科、神経内科でした。その数１０か所は下らないと思います。まるで、さまよえる子羊のように苦しい日々でありました。その間約１０年余り。症状は悪くなっていく、病名は分からない、したがって、治療は何もして頂けません。病院ではすべて何も異常はないとのこと。これではこの先とても生きていくことは出来ないと深刻になって、時々辛いときは「パニック」状態になったことも あります。

　そんなある日、お世話になっている高村先生に思わず「なぜ私の病気が何か分からないのか」と泣きながら、訴えるというより攻め立てていたことがありました。そのとき先生も困り果てて、ふと目の前の電子手帳のようなものを取り出し「むずむず脚症候群」と入力して、「波多野さんこんなもんでもないしなあ」と、つぶやくようにその症状を読まれました。そのときその症状が私にとって何かひっかかるものがあり、あわてて家に帰ってインターネットで調べました。私の症状と良く似ています。得も知れない衝撃を感じ、体が少し震えていたのを覚えています。

　その年の６月に「友の会」が立ち上がったとあり、そのホームページで良永さんのお名前を知り、すぐに夢中で電話をしました。初めて私の症状を受け止めてくださり、苦しみを理解して下さる方に出会えたのです。良永さんは、波多野さん、それは間違いなく「むずむず脚症候群です」と仰いました。睡眠専門病院も教えて頂き、はじめて薬で良くなることもお聞きしました。発病から１０年あまり、長かったです。

　次の日高村先生の所に、友の会のホームページをプリントアウトしてもって行きました。先生も喜んで、すぐに専門病院に電話をして、予約を取ってくださいました。検査の結果やはり「むずむず脚症候群」と診断されました。さて、これからが私と薬との戦いの

始まりです。私の場合皆さまと違って、睡眠障害という認識はまったくありません。寝る前横になると脚がしびれ、不快感はあるのですが、辛抱していると眠ってしまい、朝まで目が覚めません。私の症状は昼間のほうが厄介です。それが悩みの種です。

　不思議なことに私はドミン、ビ・シフロール、レキップを寝る前に飲むと、かえって夜何度も目が覚めて、うとうとしたかと思うと、何十年見たこともない夢ばかり見て、眠った気がしません。寝ることだけが私の特技なんていって友達に自慢していました私、薬を飲めば症状が治まると思っていた私にとって大きな誤算でした。

　もし、私とよく似た症状の人がいらっしゃって、何か参考にさせて頂けることがあれば、ぜひご連絡ください。

　そこで私と薬との経過を記してみます。

①：最初にドミンを処方されました。これはひどい吐気がして、恐ろしいほど戻してしまいます。「むずむず脚」が治りたい一心で夜も朝、昼、何度も試しましたが、とても続けられず中止しました。

②：次にビ・シフロールです。先に述べたように寝る前に飲むと、かえって寝ることが出来ませんので、朝に飲みました。飲んでしばらくすると少し眠気がして頭がボーとするようですが、辛抱できないほどでもないので続けていました。肝心の症状は少ししびれが緩和されたようですが、あまり効果があるようには思えません。夕方足の先にとても強い痛みが出てきました。

③：それで朝、夕一錠ずつランドセンを追加しました。最初からしたら２、３割症状が改善されたようでした。それでもまだまだ、痺れ、脚の冷え、だるさ、こわばり、と辛い日が多く、私のほうから先生にレキップをお願いして頂くようになりました。

朝：ビ・シフロールとランドセン

　　昼：レキップ

　　夜：ランドセン

　これが私の薬の飲み方です。少しは楽になったようですが、画期的に良くなったということはありません。一日中体がしんどく、昼寝を２時間くらいしないと体が持ちません。昼寝をすると体も脚も楽になります。色々と工夫するしかありません。とはいえ、病気が分からなかったときからすると、受け入れてくださる病院があること、それにもまして友の会の存在が計りしれないものがあります。精神的にパニック状態になることはなくなりました。これは私にとってありがたく、大きなことです。

④：１年ほど前から、家の近くにある「かふう鍼灸整骨院」を友達に紹介してもらい、マッサージ、鍼、灸をしてもらうことにしました。初めはどんなものかと思っていましたが、半年ほどしたころから、あれっ‥なんとなく今までと違うと感じるようになり、毎日行くことが日課のようになっています。私の担当がなんと２８歳の若き院長先生です。ほかにも３０歳代の先生が３人いらっしゃって、皆さまに大事にして頂いて、とても幸せな時間を楽しんでいます。

　むずむず脚症候群のことも早速勉強してくださり、マッサージ、ストレッチ、鍼、灸、腰の指圧とその日の私の体に合わせて、丁寧に治療してくださいます。先ほどの高村先生のお話では脳に対して「フィードバックということもあるのかな」とのことでした。素人考えではありますが、毎日脳に何か影響を与えているように感じています。一日の中でこの時間が私にとって得難いリラックスタイムとなっています。

これはデータとして何も証明できませんが、症状が楽になっているのは確かです。まったく何もなくなったということはありません。しびれはまだ少し時々出ています。辛抱のできる範囲ですので、喜んでできるだけ楽しく過ごすことを心がけています。好きなことに没頭しているときは症状が殆ど感じないのも、この病気の不思議なところです。脚の冷え、こわばり、だるさ、腰のだるさは殆ど良くなっています。したがって、専門病院の先生に相談してビ・シフロールを中止しました。朝ランドセン、昼2時ころレキップ、夜ランドセンとなっています。体が前に比べるととても楽になりました。

来年1月24日、めでたく後期高齢者の仲間入りです。何とか、もう少し頑張れる気がしています。病気が分かるまでの10年余りの間は今思えば地獄のようでした。薬が効きにくいのも、病歴が長すぎたこともあるように思います。私のような人がいなくなるように、友の会の活躍と継続が大切だと思っています。改めて友の会お世話をして頂いている方々に心より感謝いたします。

12-9：RLSを認知して1年半

76歳、女性

さざなみ臨時号2012年8月号で多くの方々の闘病記を拝見させて頂きました。私も皆さまと同じようにRLSの病名に辿り着くまで10年くらいかかりました。

NHKあさイチでRLSのお話を聞き、友の会があることを知りました。早速良永さまと電話が出来たとき「薬を飲めば良くなりますよ」との言葉に救われました。深く感謝しております。先生を紹介して頂き、初めはビ・シフロール1錠で4か月ほど、まずまずの睡眠が摂れました。RLSの薬以外にほかの病気で服用していた薬

のためか、不眠が続き、2錠服用になりました。てんかんの薬ランドセンも試飲しましたが、まったく効果なく、一睡も出来ませんでした。

　日常生活では大好きなコーヒー、緑茶は止めて、食事に注意し、ビ・シフロール2錠でも眠れない日もあれば、1錠でもまずまず眠れる日もあり、今日いいから明日もと楽しみにしてもうまくいきません。不思議に思っています。

　睡眠日記を反省しながら見ると、心穏やかにストレスを感じない日や、体調の良い日は、いい眠りがとれているように思われます。先生はなるべく薬を増やさないように、自分に合った対処法を見つけることが大切とアドバイスして頂きました。旅行に行ったりして、楽しいことをすることが大切とのことでした。

（私の対処法）

①：夜寝る前の足のホテリは、早めに風呂に入り、出るとき冷水をかける。床に就くとき、足の指に鎮痛消炎貼付剤を貼り、その上に小さい保冷剤をガーゼに包んで包帯で縛って寝ます。案外寝つきはよろしいです。この夏は「頭寒足寒」の毎日です。

②：夜の寝不足を昼寝で補おうとしても、横になると昼間でもホテリ、ムズムズで寝られませんが、好きなこと、ナンバープレース（数どく）をしていると10〜20分寝ていることがあります。

（今後の心配）

　地元のかかりつけ総合病院に専門の先生がいらっしゃらないこと。また、入院、手術の心配をしておりましたが、副理事長の大垣敏雄さまの「思っていること」拝見いたしまして、終末医療の不安が軽減されました。

　医療時に於ける依頼事項、また証明書の件、何とかよろしくお願い申し上げます。最後にかかりつけの先生のお話も大切ですが、同

病で苦しむ方々のちょっといいお話が大いに励ましになります。これからもお聞かせいただきたいです。理事長さまの薬の減量状況も楽しみにしております。どうか理事長さまはじめスタッフの方々お元気で、私たちも応援していますからよろしお願い申し上げます。

１２-１０：ブランデー入りのカステラ

71歳、女性

　ＲＬＳを病んでから６年半になります。車で１時間弱のところにある認定専門医を探しあてたのが５年前です。問診が始まったとき、「これでもうあんな辛い思いをしなくても大丈夫。処方してくださる薬を飲めばこの病気は完治するものだ」と思っていました。ところがその後も転倒、金縛り、吐き気、幻視、幻聴、頭痛、中途覚醒に悩まされました。そして、友の会を医師より紹介されました。連絡したところ、友の会の機関誌「さざなみ」がすぐに送られてきて、たくさんの情報を得ることが出来ました。

　非薬物療法はいろいろやってみました。わからないことは良永代表（現理事長）に電話してみました。「さざなみ」（7号、2010.Dec. 39頁）にあるＦＭ氏の闘病記：「足指を引っ張る」は大変参考になりました。私は荷造り用のビニールテープを１m70㎝の長さに切って足指に引っかけ、それを引っ張りながら家の中を歩きました。食事のときはテープで大きな輪っかを作って左肩にかけて引っ張り、右手でさっさとおにぎりを食べます。食事が済むと、テープをまた親指の輪っかだけにして伸ばして自分の部屋まで歩き、ほとんどの時間をベッドの上でテープを引っ張ることで過ごしました。どうしても必要があって外を歩くときは、ひたすら耐えるのみ。

　しばらくは通院以外の外出はしませんでした。通院では自分で自動車を運転しますが、不思議なことに運転をするときだけはそ

れほど痛みを感じないのです。しかし、目的地について歩いたり座ったりすると、居ても立ってもおれないほどの痛みが始まります。とにかく、足首を切ってしまいたいと思うほどの痛みも、「足指を引っ張る」で痛みはかなり和らぐようになり「これはいい！」という思いで胸が熱くなりました。良永代表がお勧めの足裏マッサージも参考になりました。私はスポーツ音痴、運動不足の解消をかねてこれを応用し、毎日実行しています。まず、30㎝くらいのすりこ木で頭のてっぺんから足指の先までまんべんなく叩き、次に足の裏を特に念入りにすりこ木を転がしたり、押し込むようにして叩きます。

　両腕、手の平も叩いてからグーパーグーパーを30回、これを3回繰り返します。全行程は30分間ですが、日常あまり使わない筋肉を刺激するのですから、強くは叩きません。終わってからすりこ木を腰の下において寝ます。指圧をされているようです。朝も軽く1回行います。そして、なによりも私は問診でよくしゃべりました。医師もよく聞いてくさりました。そのことが私にとって一番の非薬物療法であったように思い、大変感謝していると同時に迷惑だったであろうに、と反省もしています。

　息子家族と同居している私は、ＲＬＳを病んでから家事は一切しておりません。転倒して危険な目にあったことがあり、以来、上げ膳据え膳の状態です。ある日、なんとなく冷蔵庫を開けてみると、箱に入ったカステラが目につき、一切れ切って食べました。ねっとりしておいしかったこと！　あまりにもおいしいのでもう一切れ厚めに切って食べました。箱のふたを閉めながらよく見ると、「ブランデーたっぷり入りのカステラ」と書いてありました。「しまった。いや、まあ、あのくらいなら・？？」と思ったものの、夕方ころから足首から先が全部ヒリヒリむずむずしはじめました。あわててモーラステープ（経皮鎮痛消炎外用薬）を貼りました。

「まさか・・」という驚きでした。ＲＬＳでは少しでもアルコールはいけないと体験認識しました。「波がありますから」と医師は言い続けておられますが、まったくそのとおりで気分も爽快、足もなんともない、これで病気であろうかと思う日が続くときはルンルン気分でウィンドウショッピングをしたり、一泊旅行をしたりします。また、興味のある催事や会合が車で１時間以内（無理のない運転時間）の場所であるときは、なるべく参加するようにしています。見る、説明を受ける、聴く、話す、笑う。緊張や感動は心をはずませ、気持ちをゆったりとさせてくれます。

　同時に外出すると意外に歩くもので、先日もある小さな集まりに8000 歩を気にせず無理なく歩いておりました。家にいるときはコピーライターの書いたような文章を笑いながら読み、それに熱中します。良永代表が「さざなみ」の誌上で勧められたパソコンも他人からみれば実に拙いでしょうが、楽しい。好きな曲（演歌っぽいものが多い）のＣＤをヘッドホンで立体的に聴き、三味線、ギターなどの激しいリズムにクラベス（拍子木）を打ち、マラカスを振り、体を動かすような夜もあります。

　海育ちの私は肴が好きで、さしみは大好物です。過日、お祝いの席に招待され、ひときわ目を見はるさしみの盛り合わせに心が躍りました。「飲め、飲め」とまわりが勧めましたが、「体調が悪いので・・・」と断ると、ノンアルコールを頼んでくれました。ひさしぶりにコップ一杯のビールを味わいながら、おいしくお刺身をいただきました。ノンアルコールビールも出はじめのころよりいまはぐっと上等にできています。左党のＲＬＳの方、どうしても欲しいときは上手に模倣された色つき水ですが、ムードに酔ってひとときを過ごせます。しかし、こんなに楽しかったのに、なんとなく怖くなったり、さみしい気持ちになったり、沈み込んで体の動かない日の

波がやってきます。ウツウツとした日を過ごし、むずむずも出て、テープを貼り、腰も痛く、一晩に１～３回はある中途覚醒に悩みます。木の芽どき、夏場、冬場だろうかと考えたり、いままでやっていたことのすべてがイヤになり、やめたりしばらくして、また、はじめたりのくり返しをしています。

　これからも医師の処方してくださる薬をきちんと飲み、ネガティブにならず、「大丈夫、無理をしないように」と自分に言い聞かせて生きていきます。友人関係も人生観も変わりました。悲しいと思うときもありますが、学んだことも多く、それなりに受けとめています。「さざなみ」は何度も何度も前ぶれなくやってきて、静かにおさまっていきます。いまはそう考えています。一生薬を飲み続けなければならないＲＬＳもいつの日か特効薬ができるでしょう。

１２-１１：減薬に成功

72 歳、女性

　現在、ビ・シフロール（0.125 mg）１～２錠の服用でほぼ大丈夫といえる日々を過ごしています。実は昨年の11 月末まで毎日 17 種類、38 錠（うち、ビ・シフロール６錠）を服用していました。4 年前にＢ医師に掛かり、問診と服用を繰り返した末の結果ではありますが、今思えばあまりの量でした。

　昨年の冬のある真夜中に目がさめ、シャワーにでもかかろうと思い、自分の部屋のドアを開けたとたん、廊下でぱったりと倒れ、そのまま放心状態になりました。翌日、息子に連れられて内科呼吸器科のＡ医師のところで受診しました。Ａ医師は「これまでのことはすべて忘れなさい。これから半年は私の指示に従っていただきます。まずは薬を抜きましょう。薬はできるだけ少ない方が良いのです。何かあったらいつでも来てください。今日来て、明日来られても良

いですから」と言われました。帰りに頂いた薬はそれまで6錠服用していたビ・シフロールが4錠、自律神経のバランスを整えるということでロゼレム（8 ㎎）が1/2錠、睡眠剤としてユーロジン（2 ㎎）が1錠、これに漢方薬が3種類でした。

　それまでは3種類の睡眠薬を服用してやっと4〜5時間の睡眠を確保していたので、「これではとてもじゃないけど眠れない」と思いましたが、長年信頼してきたＡ医師、ということで、一抹の期待もありました。しかし、案の定、その日は明け方近くになってやっと2時間眠れただけでした。

　何かあったらいつでも来てください」という言葉に甘えと救いを求め、翌日Ａ医師を訪ね、その次も、その次の日もまた行きました。その都度、丁寧に説明してくださいました。薬を増やしてほしいという私の思いをよそに、Ａ医師は「この3日間でだいぶ体から薬が抜けたと思いますよ。2時間でもぐっすり感があったら順調だと思います。実際、私は喜んでいます」と言われました。3か月が経過したころには、明らかに症状が改善し、6〜7時間ぐっすり感を味わえるようになっていました。むずむずイライラ感はほとんど気にならなくなり、お通じもかなり良くなりました。気持ちがとても楽になり、6年半ぶりに映画を見に行きました。Ａ医師も「かなり改善してきましたね。ＲＬＳは一生ものと悲観的に考えないで、前を向いていきましょう」と言われました。ただ、中途覚醒が2、3度あり、私は「さざなみ」に載っていた「レグナイト」という薬について相談しましたが、Ａ医師は薬を増やすことには消極的でした。その3週間後、私の状態が安定してきたことを確認されたのか、レグナイトが処方されました。「飲んでからの状態を毎日記録して報告するように。何かあったらすぐに来なさい」と念を押されました。

このころ「さざなみ臨時号」（2013年3月号）が送られてきました。投薬についての詳しい説明が表とともに掲載されていました。良永理事長がビ・シフロール減薬服用について解説され、「むずむず脚のカラクリ」（久永明人医学博士著）という書籍を推薦されていました。私はインターネットですぐに取り寄せました。すこしむずかしい本でしたが、後半の薬の説明や病気とのつきあい方はRLSに悩まされてきた私にとって、何か胸に迫ってくるものがありました。

　ビ・シフロールを4錠服用していた私にとって、「薬は少なめのほうが良い」と話されたA医師の言葉は常に頭にありました。また、NHKのラジヲ放送でビ・シフロールによってひどい幻覚状態におそわれているという女性の話を聞き、獨協医科大学の平田幸一先生が「ビ・シフロールは少なめに、少なめに」と話されていたことも気にかかっていました。しかし、そのときのぐっすり感を失いたくないという思いもあって、それ以上の減薬はしないでいました。

　ところが、ある日の朝、目覚めるなりむずむずが出て、痛みがひどくなり、夕方にはいても立ってもおられなくなりました。足裏マッサージをし、サロンパスを貼ってみたり、バケツに氷水を張り、そのなかに1時間以上足をつけても治らず、氷をビニール袋に入れて足裏に置き、タオルでしばりつけてその上からまたビニール袋で包み込み、紐で縛りました。このような繰り返しが10日間続き、日記に「お手上げ」と書くのみでした。これが「むずむず脚のカラクリ」に書いてあるオーグメンテーションか！と気づき、これを契機に減錠に取り組みました。

　第1日目はそれまで寝る前に4錠飲んでいたものを、朝食後2錠、就寝時に2錠とし、睡眠時間の様子を見ながら朝食後1錠、寝る前に2錠と少しずつ減らし、朝食後1錠、就寝時1錠にしても睡

眠を6時間取れることを確認しました。そこで、寝る前を1錠としましたが、その日のぐっすり感は6時間のままで、むずむずも消えていました。これを3日間続け、「いけたかも！」と思いました。

　減錠に取り組んで2週間経過し、「ビ・シフロール最低限界数の探求成功！！」と飛び跳ねたい気持ちでした。A医師は私の減錠を睡眠時間の記録を見ながら、「ほー、1錠にしましたか。睡眠はとれていますね。あまり急いで減状しないほうが良いですが・・。しばらく様子を見ながら無理のないように、ときには足したり、減らしたりしてみなさい」と言われました。

　その後、少しさざ波が立つこともありましたが、気晴らしに散歩に行き、このとき知り合った人と仲良しになり楽しく話をしたり、二人でワラビを摘んだりもしました。ウィンドウショッピングをして楽しい時間を過ごしたり、ドライブに出かけ、カメラをもってあちこち景色を求めて歩きました。夜は読書をし、ごぶさたをしている友人たちに手紙も書きました。眠る前にはインターネットの動画に合わせて足裏マッサージをしました。

　ここまで辿りつくには色々なことがあり、その都度つらい思いをしました。いつのまにか「17種類、38錠」に救いを求めていたように思います。しかし、A医師の指導を受け、私自身も勇気をもって減薬療法を受けたことが本当に良かったと思っています。ビ・シフロールのリミットである6錠を服用し続けるのでなく、ゆっくりでもその量を減らすことが大切です。でも。無理はダメ、ということも身をもって経験しました。特に夕方5時以降は楽しいにつけ、悲しいにつけ、動きは小さくするべきで、大きい動きをすると就寝時になってむずむずを感じて眠れず、ビ・シフロールを1錠追加飲みすることになります。これからも揺りもどしがあるかもしれませ

んし、季節の変わり目には体調の波があることも気を付けなければなりません。やはり、厄介な病気です。

　これからもＡ医師の指導を仰ぎ、私自身、試行錯誤していこうと思います。そして久米先生が「むずむず脚のカラクリ」の「第４章　これから」で書かれているように生きていけたらなあと思う今日このころです。良永理事長には私のどこへももって行きようのない苦しみや悲しみをたびたび聞いていただき、アドバイスやご指導を頂きました。心より感謝しております。

１２-１２：鍼灸で治療成功

６歳、女性

服用薬：薬なし。　鍼灸で治療中

症　状：発症当時５歳だったため、内服薬に抵抗があり、小児鍼に行きました。（大阪一鍼堂）針を打ってもらって３日目、少し症状の訴え方がましになり、７回目くらいの鍼で症状をほぼ訴えなくなりました。その後下肢にあった症状が左手小指に移行し、これについても数度鍼に行って、完治しました。

　現在も月に一回鍼に行っておりますが、約１年間一切症状を訴えていません。関連性があるかどうかはっきりしませんが、ＲＬＳの症状を訴えてから約２か月後発達障害の診断をうけました。

１２-１３：思っていること

75歳、男性

　歌の文句のとおり、思えば昭和が遠くなったものです。私は昭和１２年生まれで今年７５歳になりました。早速役所から後期高齢者用の健康保険証が送られて来て、長年連れ添った妻と保険証が分

けられ同一世帯内別居を余儀なくされてしまいました。民主党はこの制度を廃止するといっていたのに。（もっとも私には制度の良し悪しは分かりませんが）

　75歳になったといっても、きんさん、ぎんさんの娘さん達や日野原医師から見ればいまだハナタレ小僧で年寄り振っていると叱られそうですが、ここ4，5年加齢とともに所々に体調不良を覚えRLS用以外に何種類かの医薬品を服用しており肉体的な衰えを痛感する昨今です。しかし、「青春とは人生の一時期を言うのではなく、心の様態を言う」との詩があり、石原裕次郎（彼は私が学生時代に颯爽と現れたスターで、脚長の格好良いスタイルと魅力的な声に惹かれて嵐を呼ぶ男、錆びたナイフ、狂った果実など彼の出演映画を屡見に行きました）の晩年の歌「わが人生に悔いはない」の三節に「生きている限りは青春だ」という言葉があります。

　それと睡眠学でも功績のある生化学者の早石博士が何年か前、日経新聞の「私の履歴書」のなかで「今日という日は残りの人生の最初の日である」との文言を引用されていたのが印象に残っております。RLSの症状が酷いときには精神的にも参ってしまいますが、以上の言葉を念頭に置き趣味でも何でもいいから向学心に燃え青春の気持ちを持ち続けたいと思っております。

　さりながら、お迎えがいつ来るか分かりません。願わくば長患いをせずにぽっくりと死を迎えたいですが、こればかりは本人の意思どおりにはならず長期の病院や施設での生活を強いられるかも知れません。

　それで常々思っていたことですが、終末医療についての意思表示とは別に次のような書面を作成し、手元に保持して置くとともに家族にも手渡し、そのような事態に備えたいと考えております。書面はハガキくらいの大きさに取り纏めたいですが、今のところこの程

度の拙文しか書けません。裏面の友の会の証明については、現在良永理事長と打ち合わせ中です。私の終末期にＲＬＳの症状があまり出ないことを祈るとともに、この書面が役立つことを願い、筆を置きます。

１２-１４：手術後の症状

82歳、女性

　ご丁寧なお便り頂き、日ごろ何かとお世話になり、友の会には感謝の念で何時も心が一杯です。

　私は昭和5年生まれで、現在82歳になります。33歳のときに総合病院の薬剤部に勤務し、オーバーワークで定年まで勤務し、その間33歳で輸血400mlを注射することがあり、16年目の49歳で肝炎を発症しました。

　1ヵ月くらいの入院の後、明日退院する前日、顔面から脚にかけてむずむずの症状が出て来まして、経験したことのない感覚にとても驚き、医者とともに何の方法を取ったらよいか、何科に罹ったらよいか、迷い迷いの毎日でした。罹った科は麻酔科、別の内科、整形、鍼、マッサージなどなどでしたが、灯りの見えないトンネルに入った気持ちでした。でも余り騒ぐと精神病患者にされそうで、家族でも職場でもそのことは口に出さずに過ごしました。

　5～6年前に読売新聞に順天堂大学の井上先生の記事が載って、予約をして診察の結果、むずむず脚症候群と判明して長いトンネルを抜け出た気持ちでした。現在はリボトリール0.5mgを一日3回、1回1錠ずつ服用しています。その時々により軽いときと、かなり酷いときとの生活でした。

今回の不思議な経験とは24年10月に失神して倒れ、第1腰椎の骨折となり、2週間は絶対安静、その後2週間は少しずつのリハビリで1か月の入院で退院することになりました。

　入院のとき家で服用していた薬は持参し、リボトリールも服用していました。そして途中でひょっと気がついたのですが、むずむずの症状がすこし消えていて、何が原因なのかと考えましたが、全然見当がつきませんでした。退院して骨のつきが良くなってきますと、また症状はもとに戻りましたが、この経験でなんでもいいですから分かりたいと思っている次第です。

　　（手術後の痛み止め薬がRLSに効果あり？）

　33年ぶりにさわやかな日々を過ごすことが出来ました。友の会の会員の皆さまの叡知をお借りして何か思いついたら今後もこの病気の方々に少しでも役に立てたら嬉しいと存じます。数日前の新聞に睡眠薬の服用の仕方を患者の言うままに出して、何種類も服用することは良くない。これからこの飲み方を精査して考えなければという記事が載っていました。私の眠剤の服用は50年以上になります。昨年抑肝散も処方して頂いておりましたので、これも眠剤だったと思い出し、ここ10日くらい抑肝散だけで寝られないものかと試してみました。結果、従来服用していた薬を除いても寝ることが出来ましたので、これもご報告しておきます。

１２－１５：手術後の痛み止めの点滴注射

匿名

　大腿骨骨頭が原因不明で骨折し、歩けなくなった。整形外科医による手術により大腿骨骨頭を切除し、代わりにチタン合金の人口の大腿骨骨頭を作成し、取り替えた。手術の後は足が絶対に動かないように両足が拘束されたため、むずむず感と不快感および激痛で

耐え難い拷問（縛られて火あぶりされている感じ）を受けている状態が続いた。その後医師がソセゴン（解熱鎮痛消炎剤）とアタラックスP（鎮静剤と皮膚掻痒症といった痒みを抑える薬）を点滴注射した結果、ひさしぶりに寝ることができた。その後足の痛みもなく今迄と同じRLS用薬（ビ・シフロール 0.375 ㎎、リボトリール 0.5 ㎎および抑肝散 1 包）を服用していてRLSの症状も安定していて、今迄と同じ生活を取り戻した。

１２－１６：５か所の精神病院めぐりも

88歳、女性

　何時もお世話になり有難うございます。先日の臨時号の皆さまの身につまされる闘病記を拝見して、私のRLSとの長い歴史を書く気になりました。

　私は今年米寿を迎えましたが、発病の日時は定かではありません。約 30 年くらい前に夫が良性の脳腫瘍を患って、手術は成功しました。しかし、10 年後に再手術、その亦 10 年後の「くも膜下出血」と三回の開頭手術を受けました。その間看護に追われ、心労が重なりました。そのころからと思われます。夜就寝すると脚がほてって、たまらなくなり、冬なのにバケツの氷水で足を冷やしたり、足踏みをしたり、眠れなくなりました。ようやく疲れ果てて眠り、朝目が覚めると、枕は飛んでいるは、布団はかかっていないは、その上恥ずかしいことに衣類（主にパジャマの下半身″）を脱いでいます。

　この状態を知った名古屋の娘が大学病院の先生を紹介してくれました。病院ではまず脳波の検査でしたが、動いてなかなか撮れませんでした。先生はてんかんを疑っていたが、脳波は側頭波の波もないし、器質的には異常はない。「極度のノイローゼによる不眠」という診断をされ、安定剤を処方されました。それを服用すると半

覚醒で行動するし、朝起きると水道の水は出っ放し、冷蔵庫の扉は開いているという状態で安定剤は止めました。

　それから精神病院巡りが始まりました。5か所くらいは行ったでしょうか？結果はみな同じでした。夜中の徘徊が続き、止むを得ない旅行は必ずひとり部屋を用意して貰いました。しかし、精神科となると子供たちの縁談に支障があってはと、昼は普通にふるまっていたので、周りの人も不眠とは云っても、ここまでとは気がつきません。

　入浴のときにウトウトして、湯を呑んでびっくりするなどは、しょっちゅうでした。また、ある時は仏壇に向かってお参りをしている最中に、突然のけぞって危機一髪ということもありました。その後何かの本で睡眠が極度に少なくなり、これ以上は危険と脳が判断して、一瞬強制的に眠らせるフラッシュ睡眠ということがあるという記事を見たことがありましたが、これかな？なんて思ったこともありました。

　平成4年についに夫を見送ることになり、自由になった筈なのに相変わらず不眠との戦いで、今度は過食症になり、夜中に甘納豆を一袋、かりん塘を一袋食べたり、ときには練乳のチューブを全部飲んだりして、みるみる内にメタボも最たるものになりました。体重の増加とともに足腰の不調もつのり、脊柱管狭窄症の診断を受けて、手術を受けるべきか悩んでいました。

　そんなときでした。平成18年9月の新聞に井上雄一先生の「むずむず病の自己診断について」の記事を読みました。その症状のひとつひとつがピッタリと私の悩みと一致したのです。早速評判の良い神経内科へ行き、診断を仰ぎました。先生は慎重な方「脳に直接作用する薬はあまり使いたくないので」と言われましたが、私の熱意に免じて「先日の勉強会に出たらビ・シフロールという薬が効く

らしいけど飲んでみますか？」と言われました。勿論お願いします
と、0.5 mgを就寝前に1錠飲みました。

　その夜のことは忘れません。ふと目覚めたら、「アレッ"布団が
掛かっている、"枕もちゃんとしている"、パジャマもちゃんと着
ている"」わずか3時間くらいの睡眠でしたが、何十年ぶりのこと
でしょう。

　早速先生に喜びの報告をしましたが、5日目くらいから手が震え
るようになりました。先生は「慣れもあるけどねぇ」と云われまし
たが、心配になり半分にして頂きました。飲みはじめて6年になり
ますが、近くの内科に紹介して頂き、薬はこちらで貰っています。
量は紆余曲折を得て最近は0.125 mgを3錠就寝前に飲みます。

　ところが最近昼じっとしているときにも症状がでたり、夜や衣服
を脱いだりするときに起きます。約2か月後（10月3日）に白内障
の手術をする予定で、大丈夫かしらとちょっと心配しています。皆
さまの闘病記には薬が1種類という方は少なく、2～3種類の方が
多いようですね。私は今まで本格定な検査はしたことがないのです。
高齢なので色々の病気も抱えていますので高血圧症、不整脈、脊柱
管狭窄症などなどのお薬も色々と飲んでいます。今後の方針で悩ん
でいます。

　最初の先生は大変高齢になられたし、こちら（新潟）だったら、
むずむず病の専門医師はどちらでしょうか？ご存知でしたら教え
て下さい。申し遅れましたが、友の会の存在は子供がネットで見つ
けてくれて以来（平成22年）良永さまに電話で温かいご指導を頂
き、とても頼りにしています。これから自己流に薬を微調整してい
って良いものでしょうか？副作用のことも気にしています。随分く
どくどと長くなりましたが、今後ともよろしくご指導ください。

追伸：皆さまの闘病記に好きなことに熱中すると症状がなくなるとありましたが、まったくです。私も折り紙に熱中すると自然と楽になります。

１２−１７：葉酸に効果あり

47歳、女性

　私の場合は、両「足裏」に限定されたムズムズ感がありました。シモヤケのような、電気が走るような、火照るような、虫が這うような、ビリビリするような不快感が、足指から土踏まずあたりまで、一日中続きました。感じはじめたのは２年前の夏ですが、我慢できなくなったのは１年前の夏です。

　皮膚科では、原因不明。婦人科では、更年期障害では？神経内科では、「糖尿病神経障害ではないことは確かです。以外は不明です」と。自己流対処として、足裏をアロママッサージしたり、足浴したり、ベッドに青竹を入れて刺激したり…　さらに病院で処方されたロキソニンジェルやボルタレンジェルを塗布したりもしました。その後就寝時にその不快感が「安眠妨害」となったことが、決定的な辛さになりました。睡眠不足になったのです。

　これが、今年の春でした。このとき、幸運にも「むずむず脚症候群友の会」について、４月29日の朝日新聞の記事で知り、友の会のホームページを拝見し、さっそく、良永代表に思い切ってお電話し、相談したのです。　そのとき「葉酸も有効と患者さんの経験談がありますよ」と教えていただいたのが、大正解。私は、消化器内科から、ビタミン剤を処方されているのですが、そのなかにパントシン酸が含まれていて、それはビタミンB群に属します。葉酸もビタミンB群の仲間ですから、主治医に事情を話したら、すぐ、パントシン酸に代えて、葉酸（商品名のひとつ：フォリアミン）を

毎食後5 mg服用できるように処方してくださいました。

　服用初日（5月？日）「早く効いて！」と祈る気持ちでした。服用後3日：まったく状況は変わりません。消化器内科からは、念のため、以前とは別の神経内科への紹介状も貰っていましたので、早期に、神経内科でビ・シフロールの相談をしようとも考えました。服用後7日：劇的に症状が軽くなりました。まだ、ムズムズはしますが、足裏が「安眠妨害」するようなレベルではなくなったのです。いろいろな病気が治りかけている最中に、ムズムズ足症候群まで加わり、どこにも行きたくない…やる気もでない…旅行なんて、とんでもない…と、希望のない日々が続いていましたが、おかげさまで身体も気持ちも一転し元気になりました。

　今でも、食欲不振などから栄養状態が悪いときは、ムズムズが強くなることもありますが、焦らず、まず栄養を取るようにしたらすぐ良くなるので、自信もつきました。9月には、医師の許可と勧めもあり、海外旅行に行くことにしました。それを励みに、体力向上のため、スポーツクラブにも通うつもりです。

　夏は、屋外でのウォーキングは暑くて無理なので、屋内での軽い運動が必要。「葉酸」は、私に合っていたようです。良永代表ありがとうございました。

１２-１８：感　謝　（抗精神薬とむずむず脚症候群）

55歳、女性

　梅花の候、皆さまにはますますご健勝のこととお慶び申し上げます。このたび突然のお便りをしまして、まことに申し訳ありません。私たちは良永さまのホームページに助けていただきました。ありがたく感謝の気持ちで一杯でございます。お会いしてお礼を申し上げたいのですが、先に手紙にて私共の気持ちをお伝えしたいと思

います。

　私の長女が末期がんのため何度も入院をし、一年の半分を病院で過ごしており、抗がん剤の点滴中にもじっとして居られず、一日中廊下や部屋を歩き続け、朝方まで横にもなれないほどでした。抗がん剤の副作用と脚の辛い症状との両方の苦しさは、言葉に言えない大変なものでした。

　昨年の二月ころから、脚の不快感でじっとしていれない症状が始まり、だんだんと日ごとに強くなってきました。インターネットで情報を集めているとき、偶然に良永さまのホームページにたどりつき、むずむず脚症候群のていねいな解説で、ご自身の症状やら薬のこと、阪南病院の黒田院長が睡眠障害のむずむず脚症候群の治療をされていることを知りました。

　こんな辛い思いをしているのは娘だけではなかった。分かってくれる人がいる。そしてきっと治る！　希望の一筋の光が見えて、私は娘と抱き合って泣きました。

　それまで治療を受けている総合病院や、精神科専門病院の診察で、その辛さを訴えても、重篤な病気のせいでしょう、精神的に辛くなっているからでしょうと、脚の不快感は医者の誰からも理解されず、ますます強い精神薬が次々と多量に処方され、顔や舌もしびれ、言葉も鈍く、ふらふらで倒れそうで、歩くのも危険な状態が続いていました。

　早速、七月に阪南病院の黒田院長の診察を受けました。そして検査の結果はむずむず脚症候群ではなく、アカシジア鎮座不能（抗精神薬の副作用）からの症状であると、診断されました。良永さまの書かれてある、むずむず脚症候群のことや、医療関連ページのアカシジアの説明を印刷し、主治医にみせて黒田院長からのアドバイスもお伝えし、やっと精神薬ノバミンや、ジプレキサを中止してもら

いました。その精神薬を中止して黒田院長の処方のランドセン錠を服用すると、あの辛かった脚の症状は不思議なほどに治りました。

多量の精神薬のために、もうろうとしてふらふらになっていた状態も、半月もしないうちにすっきりと正常になって、テレビを視たり音楽を聴いたり、家族といっしょに食事もして、ショッピングにも出かけたり、人間らしい生活を送ることができました。

しばらくは体調も良く元気になるかと思いましたが、娘はこの一月上旬、治療のかいなく他界いたしました。まだ３８歳でした。

主治医の先生や、医療チームの考えは、がんの痛みを抑えるオキシコンチンの吐気を抑えるためにノバミンを通常使っているので、ノバミンがアカシジア鎮座不能（向精神薬の副作用）を引き起こしていたとは、思いもつかなかったそうです。

今回のことでアカシジア鎮座不能も、むずむず脚症候群のことも勉強されたと思うので、抗がん治療にかかわる先生方の考えも少しは変わってくれると思いたいです。患者の辛い症状を理解し、他科の専門医師との連絡を密にし、情報を集め調べて対策し、もっと早く救ってほしかったと思いました。

長年にわたり、大病と闘い続けた娘の病気は治りませんでしたが、良永さまのホームページのお陰で、黒田院長の診察を受け、足のむずむずの不快感から解放され、最後の数カ月は笑顔の娘と過ごせました。

もし、良永さまに出会えていなかったら、娘はわずかに残された大切な時間を家族と過ごすこともできず、もっと残念でもっと悔しい気持ちで最後を迎えなければならなかったと思います。本当にありがとうございました。

もうひとり助けていただいた娘は三女です。体質が似ている家

族に発症しやすいと書かれた良永さまの記述が気になり、三女は軽度ですが症状があるように思ったので、姉と同じ時期に黒田院長に診察をしていただき、検査の結果、むずむず脚症候群と診断されました。昨年の８月から、ビ・シフロール薬の処方をしていただき、かなり良い状態になっております。もうしかたがないと何年も諦めて過ごしてきておりましたが、お陰さまで助かりました。ホームページでは良永さまご自身の紹介をされておられますが、何事にもご熱心で、趣味も多く、むずむず脚症候群友の会の活動もお忙しくされているかと存じます。もし、お目にかかれる時間が、ご都合が付くようでしたら、ぜひお会いしたく思います。では皆さま、ご健康にはくれぐれもお気をつけてください。

１２-１９：脚の拘束を受けて

75歳、女性

　原因不明の大腿骨骨董頸部骨折をし、大腿骨頭部置換手術を受けました。手術前に「ムズムズ脚症候群」である旨告げました。

　手術は３時間および正午に終了しました。術後、脱臼を防ぐため、両足は装具に固定せざるを得ません。ウトウトとときが過ぎましたが、ムズムズの発作は夕方６時に突然襲ってきました。その苦しみは拷問にたとえられますが、拷問どころではなく、縛られて業火で焼かれる苦しみでした。私は悲鳴を上げ、ウォンウォン大泣きし、大騒動となりました。

　先生方が集まって来られ、「睡眠薬・・睡眠薬・・」言葉が聞こえましたので、「それはダメ！頭と体がバラバラになってしまうから！」と拒絶しました。

　拘束を解くことは出来ず発作が来ると喚き続け、治まっているときは子供の用に声を上げて大泣きしていました。

（ここから先は娘から聞いた内容です）

　精神神経科のＤｒ．も駆けつけ、Ｄｒ．３人で相談の上、点滴の中に何かの薬を混入したそうです。その後、20分で魔法がかかったようにコトンと眠りに落ちたそうです。1時間で目をさまし、冷めてしまった夕食（流動食）を機嫌よく食べ、また、寝たそうです。

　ナースステーションに運ばれ、その夜はそこで見守られつつ朝を迎えました。（以上娘から聞き取り）翌朝、拘束から解放され、クッションで固定されましたが苦しみはなく静かにしていることが出来ました。私が大騒動をしているときに点滴に投入された薬に救われました。会員の皆さまも、いつこのような事態に陥らないとも限りません。投入された薬を記しておきます。

　ソセゴン（解熱鎮痛消炎剤）およびアダラックス（鎮静剤と皮膚掻痒症）といった痒みを押さえる薬の2種類です。これらの薬なくしては、私は発狂死、または心臓発作で死んでいたかもしれません。言葉に尽くせない苦しみでした。以上私からのご報告です。

１３章：あとがき

　1997年に得体の知れない病気（RLS）に罹患し、精神的にも、身体的にも大変な事態に遭遇してきました。診察を受けた四つの病院では何等の成果もなく、毎晩苦しみだけが続きましたが、偶然にも睡眠の専門医師を発見し、診察を受けた結果、薬を投与され、一夜にして苦しみから逃れることができました。睡眠専門医師と特効薬に感謝した次第です。

　その後インターネットに興味を見つけ、そこでアメリカのＲＬＳ関連情報を知り、驚きと感激を覚えたのが、筆者がボランティアとして残された人生をＲＬＳに取り組み始めたきっかけでした。

　早速ホームページを作成し、2002年にＲＬＳの情報を読売新聞の「医療ルネサンス」に投稿し、その後メディアから情報が伝わり、多くの方からの応援を受けて、活動が活発になりました。

　2008年にＲＬＳの友の会を創立し、医師との交流も活発になり、患者との電話相談数も延べ5,300名になり、患者会員も延べ745名になり、賛助会員(ほとんど専門医師)も延39名になりました。

　また、2010年にＲＬＳの治療薬が厚生労働省から承認され、一挙にＲＬＳが世の中に知れ渡ってきました。しかしながら、根本的な治療方法はなく、薬に一生頼らざるを得ない病気です。

　そこに来て2017年ごろから特効薬に大きな問題が上がってきました。最も多く処方されているドーパミン作動薬に副作用（オーグメンテーション：薬を飲めば飲むほど症状が悪化する）が発生することが判明したため、処方制限がかかりつつあります。この制限を受けることによって、重傷患者は大変な苦痛を受ける事態になります。

筆者はこの問題に疑問を抱き調査した結果、製薬会社が収集したデータをもとに、睡眠障害専門医師が判断し、医学雑誌「睡眠医療」に許容制限値を発表されたことが判明しました。

　そこで検討されたデータはＲＬＳ患者の１年間のデータでした。ＲＬＳ患者は数十年に亘って薬を飲み続けなければならないのです。筆者はその調査期間に問題があることを突き止め、患者の長期間のデータを調査した結果、「新たに制限値を設定する必要はない」という結論にいたりました。僅か１年間のデータから長期間服用しなければならない薬の効果について、問題を提起することはあり得ない話ではないでしょうか？

　さらに筆者自身が実験台になってデータを取得するなかで、オーグメンテーションの診断方法および治療法についても新たな方法を発見しました。実に簡単な方法です。

　しかし素人の筆者が提案しているので、間違いがあってはいけません。是非とも専門医師に検討して頂き、この問題を早急に解決して頂きたいと思います。もし筆者の提案に間違いがなければ、多くの重症患者が救われることになります。

　ぜひとも睡眠学会の先生方にこのオーグメンテーションの問題を解決して頂きたく、この書籍を出版することにしました。全くの素人が、大変お世話になった先生方に失礼なことを申し上げていると思います。それも患者のことを思ってのことです。どうぞお許しくださいますようお願いいたします。

　メディアの方々、製薬会社の方々、そして何よりも多くの先生方にお世話になりました。大変有難く、感謝に堪えません。患者を代表して感謝申し上げます。有難うございました。

文献

*1: 平田幸一 et al:レストレスレッグス症候群におけるオーグ メンテーション 「睡眠医療」Vol.11 No.4 2017；545-552

*2: Christopher G et al Switching dopamine agonists in advanced Parkinson's disease NEUROLOGY 1999;52: 1227-1229

*3: 野村哲志 et al 二次性レストレスレッグス症候群について 「睡眠医療」No.1 Vol.4 2010 51-56

*4: 久野貞子 et al 神経治療学 Vol.22 157-163

*5: Inoue Y, et al J Neurol Sci 2010; 294:62-66

*6: Joke Jaarsma and Sten Sevborn, European Alliance for RLS patient survey 2012

*7 : Inoue Y et al Long-term open-label study of pamipex-sole in patients with primary restless legs syndrome J Newrol Sci 2010; 294:294:62-66

*8: Takahashi M et al: RLS augmentation among Japanese p-atients receiving pramipexole therapy: Rate and risk factors in a retrospective study. PLoS One 2017;12 : e0173535

*9: Garcia-Borreguero D et al: Augmentation as a treat-ment complication of restless legs syndrome : conc-ept and management. Mov Disord 2007;22 Suppl 18:476-484.

*10: Silber MH et al: Pramipexole in the management of restless legs syndrome : an extended study. Sleep 20 03 ; 26 : 819-821

*11: 井上雄一：Augmentation の診断・病態と対応　「睡眠医療」No.1　Vol.4　2010　45-50

*12：Inoue Y et al：Efficacy, safety and risk of augmenttation of rotigotine for treating restless legs syndrome. Prog Neuropsychopharmacol　Biol Psychiatry 2013;40:326-333.

*13: Oertel W et al:Long-term safety and efficacy of rotigotine trandermal patch for moderate-to-severe idiopathic RLS: a 5-year open-label extension study. Lancet Neurol　2011 : 10　(8)　: 710-720.

むずむず脚症候群の専門病院

　ここ2年程前から「むずむず脚症候群外来」を専門に治療を開始されて、かつ全国的に専門病院を開設しようと努力されている先生がおられます。堀口淳先生です。

　患者として本当に有難いことです。専門病院をご紹介させて頂きます。診察を受ける場合は、必ず予約をお願いします。

東京都：慶応大学病院　精神・神経科：
　　　　堀口淳先生　　　　　03-3353-1211
福島市：大槻スリープクリニック：
　　　　大槻学先生、　　　　024-526-0084
宇部市：土屋医院：
　　　　土屋智先生、　　　　0836-33-8116
西条市：西条道前病院：
　　　　堀口淳先生、　　　　0897-56-2247
高知市：高知鏡川病院睡眠外来：
　　　　川田誠一先生　　　　088-833-4328
福岡市：ふくおか睡眠クリニック：
　　　　福留武朗先生　　　　092-400-2007
出雲市：島根大学医学部付属病院精神科・神経科：
　　　　河野公範先生　　　　083-20-2388
広島市：みんなの睡眠・ストレスケアクリニック：
　　　　山下英尚先生　　　　082-502-1300
秋田市：秋田大学医学部附属病院精神科：
　　　　三島和夫先生　　　　018-834-1111

以上

著者略歴

良永信男

1937 年、宮崎市生まれ

1961 年、熊本大学電気工学科卒業

1961 年、松下電器産業(株)就職

1997 年、定年退職

1998 年、むずむず脚症候群罹病

2002 年、ホームページ作成： http://www.muzumuzu.link

2008 年、むずむず脚症候群友の会創立

2011 年、ＮＰＯ法人 むずむず脚症候群症候群友の会創立

2020 年、ＮＰＯ法人 むずむず脚症候群症候群友の会解散

メールアドレス： mail@muzumuzu.link

患者の叫び
むずむず脚症候群
（レストレスレッグ症候群）

2021 年 5 月 30 日 初版第一刷発行

著者　　　　良永 信男

発行所　　　ブイツーソリューション
　　　　　　〒466-0848 名古屋市昭和区長戸町 4-40
　　　　　　電話　052-799-7391
　　　　　　ＦＡＸ 052-799-7984

発売元　　　星雲社（共同出版社・流通責任出版社）
　　　　　　〒112-0005 東京都文京区水道 1-3-30
　　　　　　電話　03-3868-3275
　　　　　　ＦＡＸ 03-3868-6588

印刷所　　　モリモト印刷